中国抗癌协会
CHINA ANTI-CANCER ASSOCIATION

整体支持

中国肿瘤整合诊治技术指南（CACA）

CACA TECHNICAL GUIDELINES FOR HOLISTIC INTEGRATIVE MANAGEMENT OF CANCER

2023

丛书主编：樊代明

主　　编：袁响林　巴　一　支修益

U0244957

天津出版传媒集团

天津科学技术出版社

图书在版编目(CIP)数据

整体支持 / 袁响林, 巴一, 支修益主编. -- 天津：天津科学技术出版社, 2023.2
("中国肿瘤整合诊治技术指南(CACA)"丛书 / 樊代明主编)
ISBN 978-7-5742-0803-2

Ⅰ. ①整… Ⅱ. ①袁… ②巴… ③支… Ⅲ. ①肿瘤—诊疗 Ⅳ. ①R73

中国国家版本馆CIP数据核字(2023)第018932号

整体支持
ZHENGTI ZHICHI
策划编辑：方　艳
责任编辑：张建锋
责任印制：兰　毅
出　　版：天津出版传媒集团 / 天津科学技术出版社
地　　址：天津市西康路35号
邮　　编：300051
电　　话：(022)23332390
网　　址：www.tjkjcbs.com.cn
发　　行：新华书店经销
印　　刷：天津中图印刷科技有限公司

开本 787×1092　1/32　印张 5.125　字数 70 000
2023年2月第1版第1次印刷
定价：36.00元

编委会

丛书主编

樊代明

主　编

袁响林　巴　一　支修益

副主编（以姓氏拼音为序）

王风华　熊建萍　张　俊　张小田　章　真

编　委（以姓氏拼音为序）

安汉祥　白　进　白静慧　宝莹娜　蔡加彬　曹建伟
曹一鑫　陈　晓　陈公琰　陈文艳　陈小兵　陈晓锋
陈永兵　陈志康　程　熠　池诏丞　邓　军　邓　婷
邓艳红　董　霞　范开席　付　强　高　鹏　巩　平
郭东勇　何义富　洪　璇　胡建莉　黄　河　黄劲松
黄小兵　黄瑜芳　惠永峰　贾军梅　江　波　蒋小华
寇芙蓉　赖　浩　李　杰　李　君　李　宁　李　秋
李　艳　李大鹏　李洪水　李胜棉　李苏宜　李晓华
李永强　廖正凯　刘　波　刘　美　刘　莺　刘安文
刘　巍　陆箴琦　罗素霞　罗云秀　马　虎　马金华
马晓洁　牛作兴　彭向红　仇金荣　邱　萌　邱　红
邱文生　任既晨　荣维淇　邵　群　沈　波　沈　超
沈存芳　施咏梅　石汉平　宋　彬　宋春花　孙凌宇

孙现军　郃国梅　唐　鹏　滕理送　佟仲生　王　畅
王　冬　王　嘉　王　建　王　剑　王　琳　王　萌
王慧娟　王楠娅　王维虎　王文玲　吴蓓雯　夏　曙
肖　莉　邢晓静　徐玉良　许　川　薛俊丽　姚庆华
遇　波　袁　瑛　袁　渊　袁香坤　曾　姗　张　帆
张海波　张丽燕　张丽英　赵　岩　赵君慧　赵　伟
郑振东　周　岚　朱　骥　朱　江　朱利明　庄则豪

主执笔人（以姓氏拼音为序）

巴　一　程　熠　邓　军　邓　婷　付　强　寇芙蓉
刘　波　刘　巍　王风华　肖　莉　熊建萍　袁响林
张　俊　张小田　章　真

秘书组

李　龙　郭莉婷　潘　莹　杨　晨　周　婷　戴宇翃

目录 Contents

第一章 支持治疗概述……001

一、支持治疗的沿革……003

二、支持治疗的现状……007

三、支持治疗核心内容……011

（一）以患者为中心……011

（二）整体性和多学科协作……011

（三）全程化……012

（四）器官保护……013

四、支持治疗的基本方法……014

（一）控症治疗……014

（二）运动治疗……016

（三）营养治疗……017

（四）慰灵治疗……017

五、支持治疗评估方法……018

（一）疼痛评估工具……018

（二）营养筛查评估工具……019
（三）慰灵治疗……019
（四）生活质量评分……020
（五）患者报告结局的应用……021
第二章 医患沟通与慰灵治疗……023
一、积极有效沟通技巧增进医患信任……025
（一）医患沟通的内容不仅是疾病描述……025
（二）医患共同决策的内容……026
（三）医患共同决策在肿瘤治疗中的实践……027
（四）特殊人群的医患共同决策……029
（五）决策工具的运用……031
二、根据患者需求及疾病情况给出合适方案……032
第三章 控瘤治疗不良反应处理……037
一、肿瘤化疗不良反应的处理……039
（一）化疗不良反应风险评估……039
（二）化疗不良反应预防……040
（三）化疗不良反应监测……041
（四）化疗不良反应诊断……042
（五）不良反应的处理……042
二、肿瘤放疗不良反应的处理……043

（一）放射性皮肤损伤……………………………………044
（二）放射性口咽部黏膜损伤…………………………044
（三）放射性唾液腺损伤………………………………045
（四）味觉障碍……………………………………………046
（五）放射性神经损伤…………………………………046
（六）放射性脑损伤……………………………………047
（七）放射性肺损伤……………………………………048
（八）放射性食管损伤…………………………………049
（九）放射性心脏损伤…………………………………050
（十）放射性胃损伤……………………………………050
（十一）放射性肠损伤…………………………………051
（十二）放射性泌尿系统损伤…………………………052
（十三）放射性生殖系统损伤…………………………053
（十四）放射性脊髓损伤………………………………054
（十五）放疗导致全身不良反应………………………055
三、肿瘤靶向治疗不良反应的处理 ……………………056
（一）靶向治疗的风险评估……………………………056
（二）靶向治疗不良反应预防…………………………057
（三）靶向治疗不良反应监测…………………………058
（四）靶向治疗不良反应诊断及分级…………………058

（五）不良反应的处理 ……………………………………058

第四章 肿瘤躯体症状的控症治疗 …………………………061

一、癌痛 ……………………………………………………063

（一）癌痛分类 ……………………………………………063

（二）癌痛的临床评估 ……………………………………063

（三）癌痛治疗原则和流程 ………………………………064

（四）镇痛药物的不良反应及处理 ………………………067

二、癌性肠梗阻 ……………………………………………068

（一）整合评估 ……………………………………………069

（二）控症治疗 ……………………………………………069

三、便秘 ……………………………………………………072

（一）整合评估 ……………………………………………072

（二）控症治疗 ……………………………………………072

四、腹泻 ……………………………………………………074

（一）整合评估 ……………………………………………074

（二）控症治疗 ……………………………………………074

五、恶性腹水 ………………………………………………075

（一）整合评估 ……………………………………………075

（二）控症治疗 ……………………………………………075

六、恶心呕吐 ………………………………………………076

（一）整合评估 ……………………………………076
（二）控症治疗 ……………………………………077
七、呼吸困难 ……………………………………077
（一）整合评估 ……………………………………077
（二）控症治疗 ……………………………………078
八、咳嗽 ……………………………………079
（一）整合评估 ……………………………………079
（二）控症治疗 ……………………………………080
九、咯血 ……………………………………081
（一）整合评估 ……………………………………081
（二）控症治疗 ……………………………………082
十、恶性胸腔积液 ……………………………………083
（一）整合评估 ……………………………………083
（二）控症治疗 ……………………………………084
十一、谵妄 ……………………………………086
十二、癫痫 ……………………………………088
十三、失眠 ……………………………………090
（一）非药物治疗 ……………………………………091
（二）药物治疗 ……………………………………091
十四、脑实质或脑膜转移 ……………………………………092

十五、脊髓压迫 ……………………………………094
十六、周围神经病变 ……………………………………096
（一）CIPN 的诊断和治疗原则 ……………………097
（二）NAEs 的诊断和治疗原则 ……………………098
十七、精神及心理问题 …………………………………098
（一）焦虑和抑郁……………………………………099
（二）对癌症复发的恐惧……………………………099
（三）认知障碍………………………………………099
（四）疲乏……………………………………………100
（五）性和亲密度的问题……………………………100
十八、乏力 ………………………………………………101
（一）临床表现及特点………………………………101
（二）筛查与评估……………………………………102
（三）治疗……………………………………………103
十九、骨转移 ……………………………………………104
（一）临床表现………………………………………104
（二）治疗……………………………………………105
二十、贫血 ………………………………………………106
二十一、血小板减少症 …………………………………106
二十二、中性粒细胞减少 ………………………………106

二十三、静脉血栓栓塞症 ……107

第五章 肿瘤生存者的照护 ……109

一、肿瘤生存者的定义 ……111

二、癌症生存者的长期随访与评估 ……112

三、第二原发癌的筛查 ……112

四、肿瘤生存者的预防保健 ……113

（一）健康生活方式 ……113

（二）营养与体重管理 ……119

五、肿瘤生存者长期身心照护 ……123

（一）淋巴水肿 ……123

（二）激素相关症状 ……125

（三）性功能障碍 ……126

（四）睡眠障碍 ……126

（五）认知障碍 ……127

参考文献 ……128

第一章

支持治疗概述

1994年，支持治疗（supportive care）概念首次提出，Margaret Fitch提出定义：为肿瘤患者或受肿瘤影响的患者提供必要服务，以满足其在诊疗或其后的信息、情感、精神、社会或身体需求，包括健康促进和预防、生存、缓和和丧亲等问题。此后多个学者和学术组织提出了不同定义，甚至将“支持治疗”仅定义为对肿瘤治疗副作用的管理。2008年肿瘤支持治疗多国协作组（multinational association of supportive care in cancer，MASCC）将肿瘤支持治疗定义为：预防、治疗肿瘤本身及控瘤治疗的不良反应，包括从诊断到治疗及治疗后全程所有不良反应、生理及心理症状的处理，目的在于改善肿瘤康复、预防继发肿瘤、改善肿瘤生存及提高终末期护理质量。此定义相对全面且系统，为众多学术组织公认。

一、支持治疗的沿革

1987年2月，第一届癌症支持治疗国际研讨会在瑞士召开，Senn HJ主持大会并首次提出“支持治疗”。1993年Senn HJ对肿瘤支持治疗进行了描述，肿瘤支持治疗被形容为一个“保护伞”，除控瘤治疗外，涵盖患者各方面需求，旨在最大限度提高患者生存质量。1994

年中国抗癌协会肿瘤康复与姑息治疗专业委员会成立,同年国际上首次正式采用“支持治疗(supportive care)”这一术语。1998年MacDonald N首次使用“最佳支持治疗”(best supportive care)。中国的肿瘤支持治疗在国际上起步较早。

但是,支持治疗定义一直也极具争议,如2011年美国国家癌症研究所(NCI)词典将“支持治疗”定义为:为改善患严重或危及生命疾病的患者的生活质量而提供的治疗。支持治疗目标是尽早预防或治疗疾病症状、疾病治疗引起的副作用以及与疾病或其治疗有关的心理、社会和精神问题。支持治疗也称为舒适医疗、姑息治疗、症状管理等。这种定义使得支持治疗与缓和医疗(姑息治疗)概念有所重叠,极易造成混淆。

相对而言,缓和医疗发展历史更为久远,1967年Cicely Saunders创立圣克里斯托弗宁养院(St.Christopher’s Hospice),开展终末期护理。1975年加拿大Baulfor Moun创立“缓和医疗”(palliative care,也称姑息治疗)这一名称,并将姑息治疗在学术型急救医院及肿瘤中心发展成为一个专门的临床服务,1990年M.D. Anderson肿瘤中心将姑息治疗引向门诊。WHO于1990

年首次提出缓和医疗定义，并于2002年将其定义完善为“通过早期识别、积极评估、控制疼痛和其他痛苦症状，包括身体、心理、社会和精神困扰，来预防和缓解身心痛苦，从而改善面临威胁生命的患者（成人和儿童）及其家属生活质量的一种方法”。强调了症状管理、生活质量、全人照护，指出缓和医疗涵盖了疾病整个周期，而非局限于终末期，其实质等同于支持治疗。由于姑息治疗一词具有负面意义，最终以缓和医疗替代。

肿瘤支持治疗发展到今天，有三种常见的运行模式：独立治疗模式（solo practice model）、联合治疗模式（congress practice model）、整合治疗模式（integrated care model）。2018年欧洲肿瘤医学会（ESMO）指南推荐肿瘤支持治疗的多学科诊疗（multidisciplinary team，MDT）形式，指出支持治疗团队应由内科姑息学专家、肿瘤专科护士、全科医师、营养师、心理肿瘤学家、社会工作者、理疗师、药师、家庭照料者、志愿者以及其他等共同组成。从这个意义上讲，与缓和医疗的概念明显重叠，但支持治疗范畴更大，缓和治疗一般是针对晚期不能根治患者的治疗，安宁疗护是终末期治疗，上述三种治疗分属疾病不同阶段。与过去理解不同的是，除对患者给予积极照顾，减轻其痛苦，帮助其积极生活直到生命终点外，最重要的是治疗中还纳入了对患者家属和照顾者的治疗，甚至包括病人过世后其亲人的康复。因此现代意义下的支持治疗、缓和医疗和安宁疗护已不是简单的药物和技术治疗，它是科学且系统地对肿瘤人群进行关心和照顾。

肿瘤支持治疗、缓和医疗及安宁疗护有不同含义与对象。尽管三者起点不同，但终点一致。支持治疗包括缓和医疗、安宁疗护，涵盖从发现肿瘤到死亡后居丧期全过程。早期介入、多学科团队协作，将支持治疗全面整合到肿瘤综合治疗系统中，是当代肿瘤支持治疗的先进模式。支持治疗作用不仅局限于“支持”，更在于“治疗”。它不仅能有效提高患者生活质量，改善焦虑、抑郁等负面情绪；还能提高患者对控瘤治疗的依从性和耐受性，改善机体免疫状态；更可以控制肿瘤、延长患者生存时间。

新时代下，新兴控瘤疗法（靶向治疗、免疫治疗等）衍生的治疗相关性症状管理难题亟须引起关注，国内外已制定了一些肿瘤的对症支持治疗指南和专家共识。例如，免疫治疗相关毒性管理指南、药物性肝损伤防治指南、恶性肠梗阻诊疗专家共识等，但支持治疗中仍有许多未能涉及的内容和未被满足的需求。2022年美国临床肿瘤学会（ASCO）年会指出支持治疗尚有许多领域值得关注，数字化和电子化应用已成为新趋势，电子化患者报告结局和人工智能工具同样在需要支持治疗的肿瘤患者中发挥巨大作用，目前该领域研发仍在进行中，是极具潜力的辅助手段。肿瘤支持治疗逐渐向精细化发展，在管理模式上，肿瘤支持治疗也将逐渐形成“家庭-社区-医院”的三级管理模式，但提升基层医院和家庭的护理水平，维持整体一致性，依旧任重道远，需要整合医学思想来指导实践，实现肿瘤防治赢在整合。

二、支持治疗的现状

肿瘤支持治疗是与手术、化放疗等控瘤治疗并行的治疗。其实从全疾病过程而言，即便患者拒绝任何的控瘤治疗，支持治疗依然不可避开，是相关治疗的基石。但作为控瘤治疗如此重要的一部分，支持治疗直到近些年才受到广泛关注。欧美国家肿瘤支持治疗起步相对较早，已逐渐成为一门完整学科。但肿瘤支持治疗不可能只涉及一个学科，也无法独立存在，而是多学科共同协作。参与人员广泛，不仅包括肿瘤专业医生，还有相关不良反应涉及的各个专业医生和社区医生，以及营养师、心理治疗师、社工、宗教人士等。从广义角度而言，肿瘤患者控瘤治疗后要返回正常生活，需要的是全社会的接纳和认可。

独立治疗模式是肿瘤医生负责处理肿瘤患者出现的所有需要支持治疗的问题，缺点是由于肿瘤医生专业知识局限性，患者很多问题可能得不到恰当处理；联合治疗模式是肿瘤医生将患者出现的问题转诊给相关专业专家处理，缺点是专业知识片面化，缺少对多学科协作的理解，各个亚专业医师通常只专长于本专业。目前，肿瘤支持治疗更倾向整合诊疗模式MDT to HIM，即肿瘤医生与支持治疗各亚专业组成支持治疗团队，互相协作。该模式可使患者得到全面、整体的支持治疗服务，提高医疗效率。2018年ESMO指南推荐肿瘤支持治疗的MDT形式，指出支持治疗团队应由内科姑息学专家、肿瘤专科护士、全科医生、营养师、心理肿瘤学家、社会工作者、理疗师、药师、家庭照料者、志愿者，以及其他相关人员共同组成。中国的肿瘤医生也推出了肿瘤支持治疗的多学科整合诊治模式，即MDT to HIM，并将其写入CACA指南。2021年，北京大学肿瘤医院沈琳教授团队在JCO发表其开展的一项前瞻性Ⅲ期临床研究，证实营养与心理组成的联合支持治疗在控瘤治疗基础上可使晚期食管胃癌生存期从11.9个月延长至14.8个月，降低32%死亡风险。此结果可以媲美新药疗效，且成本低，患者生活质量高，实现了疗效与生活质量的双重收益。这说明我国肿瘤支持治疗已经进入新阶段。诚然，支持治疗的MDT to HIM模式对医院及治疗团队的要求较高，广泛推广尚需时日。

肿瘤支持治疗的核心，是以患者为中心，给患者各方面支持，以期提高生活质量和延长生存期。最根本的基础是重视患者主诉的症状和体征。由于生活质量本身具有主观性和多维性特征，肿瘤患者可能具有个体化症状和体征；另外，不同时期同一肿瘤患者也可能具有不同生理、心理需求，因此肿瘤患者的支持治疗需要以病人为中心的个体化。从另一个维度而言，肿瘤患者自身和医护人员对患者生活质量的评估可能存在差异，尤其是疲劳等很难量化的指标。因此，ESMO指南强烈推荐使用患者报告结局（patient-reported outcomes，PROs）。中国国家食品药品监督管理局药品评审中心于2021年9月3日发布了患者报告结局在药物临床研究中应用的指导原则征求意见稿。可见，开展以PROs为基础的临床研究将是未来肿瘤支持治疗的重要方向。

数字化健康的发展为PROs实施提供了更为便捷的途径。ePROs的使用，极大方便了相关数据收集，加速分析，及时干预。近年来，数字医疗应用在肿瘤支持治疗中进行了系列尝试，比如缓解患者恐惧、抑郁等心理症状，降低幸存者沮丧、乏力及情绪障碍等。从经济学角度，还能降低医疗费用支出。数字化已然给肿瘤支持治疗装上了飞翔的翅膀。

我国的肿瘤支持治疗起步相对较晚，许多地区和基层医院仍偏重控瘤治疗，轻视肿瘤支持治疗。许多医务人员对肿瘤患者支持治疗的概念、意义和发展仍不十分重视。同时，患者及家属对支持治疗的认识度也不够，对疗效重视需求程度远超于对支持治疗的需求。但近年来，中国肿瘤医生也意识到支持治疗重要性，在大力推广相关工作与研究。中国支持治疗的发展，需从患者家庭-医疗机构-全社会多维度入手，囊括从专业化-精准化-科普化多层次推广，整合专科机构-基层医院-家庭医生的优劣互补。相信肿瘤支持治疗会在中国得到飞速发展，更好地服务于患者。

三、支持治疗核心内容

（一）以患者为中心

不同患者的首要症状、药物副反应不同，提供的支持治疗方案也应不同。一些客观毒副反应如恶心、乏力，只有患者本身才能评估其严重程度，这就更加需要提倡以患者报告结局（patient-reported outcome，PRO）来评估肿瘤疗效，因为与常规治疗相比，重视这些结果与更好的生活质量、更短的住院时间甚至更高的存活率相关。患者报告结局：指未经过他人解释，直接来自患者对自身健康状况的主观评价，是量化症状、功能和生活质量的重要指标。肿瘤疗效评判不应局限于瘤块缩小和化验指标好转，应该以追求“生存时间延长、生存质量提高”为最终目标。这要求医疗工作者除关注肿瘤患者总生存期、疾病无进展生存期等常见临床试验指标，也应重视患者心理、社会角色、生活质量等方面的变化。

（二）整体性和多学科协作

整体性指对患者全方位关注，包括躯体症状（physical，P）、心理状态（psychological，P）、社会角色（social，S）和灵性（spiritual，S），即 PPSS（身心社灵）

全人模式，不仅适用于营养治疗，同样适用于支持治疗全过程。此外，康复训练以恢复功能（function，F）也很重要。肿瘤本身进展导致躯体症状有恶心、呕吐、疼痛、乏力、呼吸困难、咽下困难等，还会导致体力状态、功能下降和丧失。除此之外，肿瘤患者的精神状态和心理状态也会发生巨大变化，如否定、孤立、愤怒、博弈、抑郁、焦虑、躁动、接受、希望等。因此，需要一个提供肿瘤支持治疗的多学科整合诊疗团队给予全面、全程的支持治疗，即MDT to HIM。医生应当充当协调者。

（三）全程化

支持治疗应涵盖肿瘤筛查初始阶段、控瘤治疗期间、肿瘤幸存阶段、临终阶段等。肿瘤筛查初始阶段，对基因筛查、肿瘤筛查的焦虑会影响检测结果，这可能是提供心理支持的重要时间。控瘤治疗前的干预能提高治疗耐受性。控瘤治疗期间，对肿瘤症状和对症治疗副作用的管理，是支持治疗概念起源的主要内容。肿瘤幸存阶段，目前广为接受的概念是：从肿瘤患者完成积极的控瘤治疗后开始，一直到生命结束全过程。肿瘤幸存者包括已治愈的肿瘤患者和缓和医疗后病情稳定并接受维持治疗的患者。

随着治疗技术进步，肿瘤患者寿命较前大幅延长，控瘤治疗后恢复良好的患者，支持治疗计划还应包括肿瘤治疗后的康复、增加体育锻炼的监督、帮助患者重返工作如提供职业咨询或其他活动。临终阶段的支持治疗更多是对患者及其家人将疾病可能的发展坦诚相告，使患者和家属确信医生会尽其所能帮助患者，此阶段更多是给予患者必要的医疗护理及社会心理和精神支持，许多患者更愿选择在家里或临终关怀机构接受治疗。

（四）器官保护

随着肿瘤治疗技术进步，肿瘤患者生存率逐渐提高，患者更加追求肿瘤幸存者阶段的生活质量，治疗理念也从“保命”向“保功能”转变。其中，在直肠癌治疗中“器官保护”理念得到了较好实践。直肠癌患者5年生存率超过50%，手术是其最主要治疗方式，最常用的手术方式为全直肠系膜切除术（total mesorectal excision，TME）。术后患者可能面临众多并发症：排便功能障碍、排尿功能障碍和性功能障碍等，生活质量大大降低。为此，肿瘤医生应积极寻找器官保留策略的可行性。北大肿瘤医院一项随机临床试验（PKUCH-R01），纳入64例低风险中低位临床T2/早期T3直肠癌患者，采取放化疗联合巩固化疗的全新辅助治疗（total neoadjuvant treatment，TNT）模式。TNT完成后，一半以上患者可行有意等待和观察（intentional watch and wait，W&W）治疗，2/3可以成功保存器官。对达到临床完全缓解（clinical complete remission，cCR）的患者，W&W策略可获得明显更高的器官保存率，且其肿瘤学结果与全直肠系膜切除术后的病理缓解病例相似。

四、支持治疗的基本方法

支持治疗的方法包括灵性慰藉（spiritual，S）、药物（症状）治疗（pharmacologic，P）、运动治疗（exercise，E）、营养治疗（nutrition，N）、沟通交流（communication，C）、情感梳理（emotion，E）、康复活动（rehabilitation，R）等，可以形象地将其称为SPENCER（夹克衫）。

（一）控症治疗

肿瘤患者最常见的症状包括疼痛、恶心、呕吐。

疼痛是肿瘤患者的常见症状，严重影响患者生存质量。应对患者进行详尽的疼痛评估，分情况实施病因治疗、药物治疗和非药物治疗。疼痛评估遵循常规、量化、全面、动态原则。止痛治疗期间，应及时记录用药种类、剂量滴定、疼痛程度及病情变化。病因治疗指对肿瘤本身和/或并发症给予手术等对症治疗，药物治疗遵循口服给药、按阶梯用药、按时用药、个体化给药、注意细节五项基本原则。按阶梯用药指：①轻度疼痛：非甾体类抗炎药物（NSAIDS）；②中度疼痛：弱阿片类或低剂量强阿片类药物，可联合NSAIDS及镇痛药物（镇静剂、抗惊厥类药物、抗抑郁类药物）；③重度疼痛：强阿片类药物，可联合NSAIDS及镇痛药物（镇静剂、抗惊厥类药物、抗抑郁类药物）。

恶心、呕吐是肿瘤药物治疗不良反应之一，在肿瘤治疗中发生率高达70%以上。严重恶心呕吐导致水电解质代谢紊乱、营养不良等。预防用药是控制恶心呕吐的关键：止吐药物应在每次控瘤治疗前开始使用。止吐药物使用基本原则：首先基于控瘤药物致吐风险分级选择止吐方案；充分评估高危因素和伴随疾病，重视个体化用药；还需考虑药物应用场景（住院/门诊）、给药途径、药物持续时间和给药间隔、患者对止吐药物的耐受性和依从性；优化生活方式管理，良好生活方式有助于减轻恶心呕吐，如少食多餐，选择易消化食品，控制食量，避免食用辛辣刺激、过冷或过热食物，并在医生指导下进行适度运动，如散步、快走等。

（二）运动治疗

肿瘤生存者可安全进行体育锻炼，以改善心血管健康状况、增强肌肉力量、减轻疲乏、缓解抑郁。在肿瘤治疗期间及其后，体育锻炼通常是安全的且耐受良好。除外运动的禁忌证如生命体征不平稳、脑出血、下肢静脉栓塞、病理性骨折、脊髓压迫、代谢异常、手术、放化疗不良反应期、显著疲劳等，肿瘤患者的运动处方应根据患者的自身情况，结合工作、学习、生活环境和个人喜好制订，不同患者间差异性大。运动处方以运动频率（frequency）、强度（intensity）、时间（time）、类型（type），即FITT为要素制订。运动类型包括有氧运动、抗阻运动和柔韧性练习。恶性肿瘤患者的运动处方，应根据患者运动风险评估、运动能力测试结果，结合个体化因素，根据综合评估结果整合运动方式：①建议每周3~5天进行150分钟中等强度或75分钟较大强度有氧运动。②抗阻练习每周2~5天，涉及主要肌肉群（胸部、肩部、手臂、背部、腹部和腿部），至少1组，8~12次重复。③柔韧性练习每周2~3天。特定状况的运动计划有相应的注意事项，如骨质流失/骨转移、淋巴水肿、老年、造口术后、周围神经病变、干细胞移植和出现疲乏、疼痛、睡眠障碍等症状群时，应该及时调整运动方案。有关细节详见本指南《运动康复》分册。

（三）营养治疗

营养不良是肿瘤患者的常见特征，是肿瘤存在、药物和外科控瘤治疗的结果。合理的营养治疗，首先需正确评定肿瘤患者的个体营养状况：营养不良，包括营养不足和肥胖（超重），营养不足主要以患者体重指数（BMI）<18.5kg / m^2，并结合临床情况作为判定标准；营养风险，是指因疾病、手术和营养因素等对患者临床结局（如感染相关并发症、费用和住院天数等）发生不利影响的风险，并非发生营养不良（不足）的风险。其次，根据现有筛查工具，筛选出具备营养治疗适应证的患者，及时给予治疗。进行营养干预治疗时，一般遵循营养干预五阶梯模式：饮食+营养教育，饮食+口服营养补充，全肠内营养，部分肠内营养+部分肠外营养，全肠外营养。客观评价营养治疗疗效，需在治疗过程中不断进行再评价，以便及时调整治疗方案。有关细节详见本指南《营养疗法》分册。

（四）慰灵治疗

灵性（Spiritual，S）难以准确定义和衡量，特指以某种文化为载体，通过冥想、自然或艺术体验到的与更大现实的联系，这种联系赋予了个人的生活意义。肿瘤常威胁患者的身份认同（工作身份、父母身份等）、自身价值，且使人丧失对未来的希望，怀疑存在意义。肿瘤患者的精神心理问题也十分常见，如焦虑、抑郁、易激惹、孤独感、失助感、被动依赖、多疑、投射反应、记忆障碍、情感障碍、谵妄等。因此，应用量表对患者精神心理状态进行评分，诊疗活动中提供更多精神照顾和护理。对患者进行认知行为干预：具体措施包括主管医师对患者定期进行疾病宣教，以通俗易懂语言解释疾病的危险因素、治疗措施和预后等内容；定期对患者进行心理评估，及时干预，使患者树立积极乐观心态；与患者和家属积极沟通，向患者阐述诊疗措施必要性等。有关细节详见本指南《心理疗法》分册。

五、支持治疗评估方法

（一）疼痛评估工具

疼痛量化评估量表有：数字分级法（number rating scale，NRS）、面部表情评估量表法及主诉疼痛程度分级法（verbal rating scale，VRS）、长海痛尺等。

（二）营养筛查评估工具

肿瘤患者易合并营养不良，现有的营养评估方法有营养风险筛查2002（nutritional risk screening 2002，NRS2002）、主观整体评估（subjective global assessment，SGA）、患者主观整体评估（patients generated subjective global assessment，PG-SGA）、微型营养评估（mini-nutritional assessment，MNA）等，详见本指南《营养疗法》分册。

（三）慰灵治疗

心理痛苦温度计（distress thermometer，DT）对患者心理痛苦程度进行评定，该评价工具由NCCN制定并推荐。DT是快速识别肿瘤患者心理痛苦的筛查工具，包括11个尺度，为0~10，0代表肿瘤患者无痛苦，10代表患者极度痛苦。

症状自评量表（symptom check list-90-revised，SCL-90-R）涉及焦虑、抑郁、偏执、精神病性等诸多心理症状内容，是当前公认可靠且有效的心理健康状况评估工具。抑郁自评量表（self-rating depression scale，SDS）和焦虑自评量表（self-anxiety scale，SAS）。SDS和SAS是采用4级评分，包括20个项目的自评量表，有

15个正向评分项目和5个负性评分项目，用于衡量抑郁和焦虑状态的轻重程度及其在治疗中的变化，测评时间分别约为10分钟。

（四）生活质量评分

目前我国临床常用评估肿瘤患者生活质量的量表有：欧洲癌症研究与治疗组织制定的EORTC QLQ—C30调查量表，WHO生活质量量表（quality of life scale，QOL-100）。LQ—C30包含30个条目，分为躯体、角色、认知、情绪和社会功能等5个功能领域，疲劳、疼痛、恶心呕吐等3个症状领域，呼吸困难、食欲丧失、腹泻、便秘、失眠、经济影响等6个单项测量项目和1个整体生活质量量表。

WHOQOL-100量表包括生理领域（疼痛与不适，经历与疲倦，睡眠与不适），心理领域（积极感受，思想、学习、记忆和注意力，自尊，身材与相貌，消极感受），独立性领域（行动能力，日常生活能力，对药物及医疗手段的依赖性，工作能力），社会关系（个人关系，所需社会支持的满足程度，性生活），环境领域（社会安全保障，住房环境，经济来源，医疗服务与社会保障，获取新信息、知识、技能的机会，休闲娱乐活动的参与机会与参与程度，交通环境和条件），精神支柱/宗教/个人信仰。

（五）患者报告结局的应用

患者报告结局测量系统（patient reported outcome measure information system，PROMIS）是由美国NIH资助开发的评估系统，用于测量患者报告的健康状况，该系统在前列腺癌、乳腺癌、妇科癌症、口咽癌、肉瘤、脊柱肿瘤、脑肿瘤、结直肠癌、肺癌中都有较好研究进展，有利于改善患者生活质量。系统使用PRO已被作为一种有效方法来标准化肿瘤实践。有研究者对美国、加拿大、欧洲等12个癌症合作组织进行了PRO使用的网络调研，所有组织都进行并报告了PRO研究，平均时间15年（6~30年），有5%~50%的肿瘤治疗临床试验和50%~70%的肿瘤对照试验使用PRO作为主要研究终点或次要研究终点。斯隆-凯特琳癌症研究所一项纳入766位患者随机临床试验显示：中位随访时间7年，采用PRO治疗组的中位存活率比常规治疗组多5.2个月（31.2个月 vs 26.0个月；P=0.03）。

我国也于2019年成立了患者报告结局中国中心（PROMIS National Center-China，PNC-China）。一项研

究使用PD-1抑制剂卡瑞利珠单抗联合阿帕替尼治疗复发/转移宫颈癌患者的Ⅱ期临床试验中，研究者采用了PRO评估疗效。研究者使用了宫颈癌【functional assessment of cancer therapy—cervix v4.0，FACT—cx（v4.0）】问卷作为PRO的评估工具，量表涵盖生理状况、社会/家庭状况、情感状况、功能状况和阴道是否出血、异味，以及阴道狭窄是否影响生育状况等。该研究显示患者在接受卡瑞利珠联合阿帕替尼治疗后，无论是在前6个用药周期还是治疗6个周期后，患者生活质量评分均较基线有明显改善。

一项对患者参与PRO的参与意愿质性研究中分析指出，国内恶性肿瘤患者普遍认可患者报告结局的价值，但对其认知存在局限，且报告往往采取口头形式，容易遗漏健康相关重要信息。故提倡使用电子在线报告工具，可使患者打破空间限制、便于隐私问题报告，使医护人员及时发现放化疗不良反应并进行干预。

第二章

医患沟通与慰灵治疗

一、积极有效沟通技巧增进医患信任

医患沟通是保障医疗从业者、患者及其家庭成员在疾病认知、临床决策、诊疗获益及风险，以及社会、家庭、个人成本等诸多方面保持信息对称的有效手段，也是增进医患信任，使肿瘤患者在不同疾病阶段能接受最恰当治疗方案的关键工具。有效沟通不是从医方到患方的单向信息灌输，而应该是“从医到患、从患到医”的双向信息交流，最终达成双方的共识。

（一）医患沟通的内容不仅是疾病描述

传统医疗模式中，医方由于掌握更多医疗信息，作为“甲方”更多体现出绝对的决策地位，表现为医生将筛选过的信息罗列或将所有相关专业信息一并“灌输”给患者及家属，而在这一过程中多数患者和家属保持沉默。然而，患者主动参与医疗过程的程度同样对医疗结局具有重要的影响，包括就诊前的经历、诊疗过程中的感受、体验、患者及家属的人文与健康素养、患者与家庭成员间的关系、经济状况、社会关系及自我管理能力等。

充分的“知情同意（informed consent）”，不仅仅体现在临床研究的过程中，在所有的临床实践中，知情同意，同样也经历了从“简单话术”到“生命伦理学话术”、从简单知晓到双方共识的变迁。这个历史阶段随着诸多法律、法规、指南、共识等框架性规整制度的日趋完善，成为指导临床实践的重要法则。

在临床实践中，多数患者缺乏对疾病的认识和判断，其经验多来自其他患者或亲友的个人经验、网络或其他媒体。知情同意的过程，本应蕴藏充分疾病知识和医学人文情感的沟通交流，但目前沦为以签字画押授权为目标的简单契约形式，这样的“知情同意”反过来恶化了医患信任，难以保证同意的有效性。

医患共同决策（shared-decision making，SDM）是一种鼓励医生与患者共同参与医疗决策过程的新的临床决策模式，在循证医学证据支持的决策工作辅助下，这一决策模式对提高医患信任、优化恶性肿瘤治疗方案的选择、提高恶性肿瘤患者的疗效和改善生活治疗有着积极的影响。

（二）医患共同决策的内容

SDM是在医疗决策过程中医生和患者互相协作，双方首先共享信息，即患者详细说明不适症状、就诊目的、家庭情况、社会关系、受教育程度和文化背景、经济状况、个人选择偏好等，医生则针对患者就诊的主要症状提供可能的诊断、诊断和鉴别诊断可能涉及的临床检查、确诊后不同的治疗方案及其利弊和可能的临床结局、治疗费用等专业内容。继而医患双方在医疗决策的各个环节就多种选择的利弊进行充分沟通，在这一过程中医患是一种伙伴关系，是基于“共享”后的医患双方共同决策。

SDM内容包括以下方面：①明确有哪些需要做出临床决策的情况。②确认所有适于该临床情况的不同决策。③告知患者每种决策的获益与风险。④接受患者表达的期望与顾虑。⑤医患双方共同商讨每种决策的利弊，沟通每种决策下医患双方的具体冲突，并最终解决冲突、达成一致意见。⑥双方共同做出决定并实施决策方案。在临床实践中，只有包含上述各项内容，才能定义为SDM。

（三）医患共同决策在肿瘤治疗中的实践

恶性肿瘤具复杂病因和难以治愈的特征，导致社会人文特征可极大影响医患双方的观念和行为。肿瘤治疗过程中总是伴随一系列不确定性因素，其动态变化及交互反应极大影响患者对疾病认知和决策制订。不同文化、宗教信仰、家庭经济等背景下，肿瘤治疗方案不尽相同。目前在我国多数情况下医生遵循指南或专家共识对某一类患者做出临床决策，很难细化到患者个体，而具体到每位患者的决策调整则完全由医生根据个人经验决定。国外指南所谓Ⅰ类推荐并未给医生提供太多调整空间，一旦符合标准，医生取得患者或家属知情同意后，直接按照指南推荐方法做出决策。决策中使用的“知情同意书”常是固定模板，更多考虑法律层面的“医生告知义务”与“医疗程序合法”。然而，即便按照指南进行决策，患者治疗依从性仍然不高。究其原因，这种“医生-患者”单向告知过程未能让患者真正参与到决策过程中。

患者偏好是多元的，对疾病严重程度、治疗方法有效性判断会影响治疗方案选择。患者偏好并非完全主观臆断，而是由文化、宗教、生活经历、性格与病情、医学局限性等多种因素共同作用的结果。不同个体对治疗方案的风险与获益、不良反应耐受度、经济承受能力等均有不同。有利原则在真实的临床世界中有时会正当地完全压倒患者自主权。最佳利益与患者偏好产生冲突，也会影响患者对医生告知治疗方案的依从性。而对国外指南推荐为Ⅱ或Ⅲ类，证据级别较低的诊疗策略，医患双方均会面临抉择难题，医生需根据患者实际情况考量治疗方法利弊，但目前决策评估体系通常仅从疾病本身出发，并未综合考虑患者社会背景、文化情况、经济水平、家庭因素等，医生与患者在评估同一疾病和决策选择时难免角度不一，尤其合并多种疾病时，如医患双方互信，则医生可能占据主导地位。反之，一些案例中医生面对道德两难的情况可能会采取不当解决方案，如当患者拒绝医生建议时，医生选择不作为。对此，SDM作为当下主流医疗决策模式一个很好的补充和改进，将患者纳入医疗决策过程，发挥其主观能动性，与医生共同分析不同治疗策略利弊，最终共同做出更有利于医患双方决策。SDM更适用于有多种选择且利弊相当的医疗决策，医生与患者对每种选择利弊进行充分沟通，最终双方共同完成决策。更为重要的是，SDM会提升患者对医疗过程满意度，进而加强医患间信任，增强患者参与治疗积极性与依从性，从而取得更好临床效果。

（四）特殊人群的医患共同决策

全球急剧发展的老龄化趋势已对临床诊疗带来不可避免的重大挑战，使对每一位老年病人的治疗和照护充满了未知和探索。患者年龄是制订临床决策中最具争议的因素之一。随着患者年龄增长会影响到转诊至肿瘤专科治疗的速度、肿瘤发病率增长、药物代谢相关变化、慢性基础疾病发病率增加、相关治疗疗效和不良反应个体差异，以及疾病预后差异。SDM可减少年龄所致制订治疗方案偏倚，有利于制订更好临床决策。对老年患者，SDM实施可在诊疗中有一定医学背景的“中间人”在场，比如肿瘤专科护士，不仅了解患者背景，还可将医生所述临床证据反馈给患者，作为信息中转站，这种沟通方式有助减少医患商讨过程中的矛盾。

对青少年肿瘤患者，其在治疗决策中的角色随年龄增长而变得更加积极，但也会随病情变化而变化。应强调家长在整个肿瘤治疗过程中的作用，以及家长与医生建立SDM关系的重要性，还要包括青少年患者偏好、年龄、疾病类型及本人与家长和医生的关系等因素。对青少年肿瘤患者，SDM实施尤其具有挑战性，影响因素包括被诊断为威胁生命的恶性疾病、家庭文化经济背景和偏好、所处生长发育阶段等，且患者渴望成长为行为独立的成年人。

对无标准治疗方案的肿瘤患者，临床诊疗指南会推荐其参加相关临床研究。实践中需制订指导文件，以建立肿瘤临床试验患者信息汇总表（summarised patient information form，SPIF），为考虑参加试验患者提供基本且可理解的信息，采用SDM方式进行分组，更符合临床研究伦理要求。

（五）决策工具的运用

实施SDM，医生不仅需要足够专业背景，还需充分了解患者的社会背景、就诊目标、价值观及医疗偏好，才能站在患方角度分析病情并提出建议。但在短短十几或几十分钟内要对一位素不相识的患者了如指掌很难实现，在我国现有医疗资源严重不足、医疗体系不完善的情况下，更难实施传统诊疗模式下的SDM。患者无论受教育程度如何，由于缺乏医学基本常识和医疗素养，加之恶性肿瘤治疗中的不确定性，在医患沟通分享信息阶段需要花费大量时间就疾病或诊疗涉及的检查、药物进行额外的解释说明，使SDM时间过长。过长时间、过多内容的沟通反而会弱化SDM本身需要决策的主要内容，从而增加患者决策与医生决策间的冲突。为更清楚地交代各种临床决策的利弊，减少不同医生与患者沟通的不一致性，缩短SDM时间，决策工具（decision aids，

DA）具有重要作用。

二、根据患者需求及疾病情况给出合适方案

在临床实践中，面对肿瘤异质性、体质异质性、文化背景异质性、社会经济背景异质性明显的不同患者，如何在正确时间给予最合适的治疗方案，是肿瘤诊疗过程的重点，也是患方对肿瘤治疗的关注点，需要在整合医学（holistic integrative medicine，HIM）临床思维模式指导下来制订。

整合医学是从整体观、整合观和医学观出发，将对人、人体生命、身与心、疾病与健康的知识视为一个系统的综合诊疗体系。在整合肿瘤学角度下，根据患者身体状况、肿瘤治疗目标，特征性分子标签、疗程中肿瘤展示的生物学行为、患方期望的生活质量、生存尊严，以及社会、家庭及个人经济条件等全面评估，结合基于群体数据的医学证据、基于涉及肿瘤多学科诊疗模式的专家团队、结合基于分子检测和分子分型的结果等形式，从多个维度出发，以治疗目标为导向，以分子标志物为抓手，以生物学行为为依据，做到“评、扶、控、护、生”的全程管理和合理布局，给出个体化整合治疗方案。

（1）基于群体数据的临床证据与临床指南：循证医学（evidence-based medicine，EBM）是遵循临床证据的实践指引，指自觉慎重、准确而明智地应用目前能获得的最佳证据，为所面临的具体患者做出治疗选择。其核心思想是，任何的临床医疗决策必须建立在最佳临床研究依据与临床专业知识基础上，必须重视临床医生的个人专业技能和临床经验，并且考虑患者权益、价值观和意愿。所以，本指南在强调重视客观证据的同时，更积极提倡医患共同决策（SDM），SDM的核心内容包括医师和患者共同参与决策过程、双方共享信息、双方表达自己的偏好、最终达成一致决策，既符合医学伦理要求，也能改善医疗质量。结合身心医学的共同决策模式，即使患者将自己定位为自主决策者，在面对治疗方案时与专业人士分享决策是必要的。在临床实践所经历的诸多病例中，寻求医护专业人员的建议，应成为肿瘤临床个性化决策的一种标准模式。“千人一方”的旧循证医学模式，应逐渐在整合诊治决策的背景中，不断被优化。

（2）肿瘤多学科整合诊疗模式（MDT to HIM）：整合不同领域的专家进行集体讨论，告知患者可行性治疗方案。MDT to HIM是整合医学重要形式，是临床多学科整合的具体表现，由多个学科的专家组成的团队，定期开展针对肿瘤患者整合诊疗讨论，制订个体化方案并赋予实践。MDT to HIM的开展，最终为患者获得更长时间的生存和更好质量的预后。

MDT to HIM的优势：对患者而言，充分考虑患者在诊疗过程中的需求和体验，有助于患者能有充分机会接受到最公平治疗，同时节约诊疗资源，减少住院时间和费用，提高肿瘤诊断率和改善预后，增加患者满意度及依从性，有助于临床试验的入组等。MDT to HIM的优势，对医疗专家团队而言，增进沟通交流，提高整合诊治水平和临床病例管理能力，促进学科发展。

（3）精准医疗（precision medicine）辅助临床决策：即利用肿瘤分子分型和基因检测等，将临床病理指标与分子特征精确匹配，制订分子生物病理学特征相联系的个体化诊疗策略。近年来，精准医疗的中心已由先进技术扩展至以人的健康为中心的广义范畴，相比传统医学和循证医学，精准医疗更加重视患者个体化治疗的准确精细。在整合医学思维模式下，利用大数据和人工智能辅助应用最新的生物技术，结合患者全身状况、社会生活环境和临床状态，以患者整体的整合为诊治理念，肿瘤诊疗一体化，给予患者最佳的治疗措施。

具体肿瘤治疗的措施包括外科治疗、放射治疗、化学治疗、分子靶向治疗、免疫治疗、基因治疗、微创介入治疗、中医治疗、中西医整合治疗、肿瘤核素内照射治疗、内分泌治疗、肿瘤营养治疗、肿瘤重症治疗、心理治疗、肿瘤代谢调节治疗、肿瘤运动治疗、肿瘤麻醉、肿瘤护理、肿瘤康复与缓和医疗、肿瘤合并症治疗等多种方案。在临床上，肿瘤治疗方案取决于肿瘤的类型和分期阶段。大部分中晚期肿瘤患者经过单一治疗方式疗效不佳，需要应用分子靶向治疗、免疫治疗及微创介入治疗等多种治疗手段，这种肿瘤多学科整合治疗模式 MDT to HIM 可提高疗效，改善患者生存质量，延长生存时间。

以我国常见的消化道肿瘤胃癌的整合治疗为例，根据胃癌的病理类型及临床分期，评估患者一般状况和器官功能状态，以患者为中心，考虑患者治疗的目的及需求，由胃肠外科、肿瘤内科、放疗科、消化内科、影像科、病理科、营养科等不同专业的专家参与 MDT to HIM 整合诊疗模式。多学科讨论借助于消化内镜、病理科及影像学专家等共同分析，提高了胃癌的精确定性、定位、分期诊断。不同的分期诊断有不同的治疗原则，胃癌治疗的总体策略是以外科为主的整合治疗，早期胃癌且无淋巴结转移证据，可根据肿瘤侵犯深度，考虑内镜下治疗如内镜下黏膜切除术（EMR）和内镜下黏膜下剥离术（ESD），或手术治疗；局部进展期胃癌或伴有淋巴结转移的早期胃癌，应当采取以手术为主的整合治疗方案；复发/转移性胃癌应当采取以药物治疗为主的整合治疗手段。针对个体化患者情况，制订最适宜的诊断和治疗的整合型方案。

当然，针对儿童、青少年、老年人等特殊人群的临床决策，针对需要接受结构毁损性手术的患者，如无法保肛、毁损容貌、无法保乳等临床场景，也需结合具体情况，在整合医学时代大背景下，应用医患共同决策的模式，根据患者需求及疾病情况，促进患者全程参与诊疗，明确患者治疗目的，将临床指南和个体化治疗相整合，权衡患者治疗益处和风险，制订整合型治疗方案，从而实现从MDT到整合肿瘤学（holistic integrative oncology，HIO）的转变。不断提高我国医疗体系和人民健康的水平，造福人民群众，推动“健康中国”发展。

第三章

控瘤治疗不良反应处理

一、肿瘤化疗不良反应的处理

控瘤化学疗法（化疗）通过干扰DNA合成、复制或细胞周期的重要环节发挥作用。大部分化疗药物引起的不良反应是治疗作用的延伸，化疗药不仅对于瘤细胞具毒性作用，对正常组织和器官均有影响。特别是更新代谢较快的组织如：淋巴组织、骨髓、胃肠道黏膜上皮和皮肤组织更加敏感。控瘤化疗的不良反应可分为常见的急性不良反应、特定器官不良反应和长期并发症。常见的急性不良反应（如恶心和呕吐、过敏反应）常在药物治疗后短期内出现。特定器官不良反应常由器官对控瘤药物特异性摄取所致，即控瘤药对器官具选择性毒性作用。长期并发症指在控瘤治疗后数月或数年内发生的不良反应。

肿瘤化疗不良反应早期诊断与全程管理是化疗实施的安全保障。全程管理包括化疗不良反应发生风险的评估、不良反应的预防、不良反应发生后诊治和监测、患者宣教及自我管理等。

（一）化疗不良反应风险评估

实施化疗方案前应从化疗方案和患者两个角度综合评估不良反应发生风险及类型。做好基线检查如体格检查、实验室检查和影像学检查，针对某些药物可关注与毒性风险增加相关代谢酶的基因异常，如尿苷二磷酸葡糖苷酸转移酶1A1（UGT1A1）基因多态性与伊立替康，二氢嘧啶脱氢酶（DPD）活性与氟尿嘧啶类药物等。

（1）化疗方案评估：化疗方案剂量强度是否合适，特定不良反应是否会增加某些特殊患者风险（如：心脏病史患者使用蒽环类药物）、化疗方案中药物相互作用（如：紫杉醇和顺铂）、化疗药物与其他治疗用药的相互作用（如：氟尿嘧啶类与华法林）、治疗持续时间等。

（2）患者评估：患者体能评价、既往治疗不良反应耐受性、化疗前脏器功能评估（包括：骨髓、肝、肾等）、合并症、依从性、营养状况（特别是消化道肿瘤患者）、基因突变等。老年人（≥65岁）由于衰老和慢性疾病会致生理变化引起药动学与药效学改变，另外，化疗方案与多种疾病复杂性导致老年患者存在更高用药相关风险。一些量表，如：CARG量表、CRASH量表有助评估老龄患者接受化疗的风险。

（二）化疗不良反应预防

（1）了解相关药物的不良反应谱，能够识别化疗不良反应相关风险因素。

（2）治疗前存在不良反应高风险人群，注意化疗方案剂量调整，如UGT1A1杂合突变患者需调整伊立替康用药剂量。

（3）已知常见不良反应的预防，如：对强化疗方案用粒细胞刺激因子预防骨髓抑制、用联合止吐方案预防化疗相关恶心呕吐（CINV）、大剂量顺铂治疗前水化、对于紫杉醇引起的过敏反应进行预防等。

（4）用药中规范操作以减少不良反应发生，如滴注时间吉西他滨不宜过长、依托泊苷不宜过短，口服细胞毒性药物不应常规掰开/研磨后服用。

（三）化疗不良反应监测

（1）常规监测。化疗药物常见急性不良反应包括：恶心、呕吐、黏膜炎、骨髓抑制等，应对患者症状、体征、检验检查等进行监测。

（2）特定不良反应的监测。特定不良反应包括：神经毒性、心脏毒性、肝毒性、肾毒性、皮肤毒性等，应对相关症状、体征、检验检查等进行监测。

（3）下列情况立即停药并采取措施：①呕吐频繁，影响进食或电解质平衡。②腹泻>5次/日或血性腹泻。③Ⅲ度以上不良反应。④心肌损伤。⑤中毒性肝炎。

⑥中毒性肾炎。⑦化学性肺炎或肺纤维变。⑧穿孔、出血、休克等严重并发症。

（四）化疗不良反应诊断

药物不良反应属排他性诊断，判断患者用药后出现的异常症状体征是否由化疗药物引起，注意排除合并用药的作用、疾病（肿瘤或其他合并症）进展、其他治疗的影响，一些评价方法如：原卫生部评定法、WHO-UMC评定法、Naranjo评定法等，有助于药物不良反应相关性判断。

不良反应与化疗相关性明确后，①需判断不良反应类型：是否为化疗药物剂量限制性毒性、剂量累积性毒性或特异质反应。②对严重程度评估：无论不良反应类型，根据美国国家癌症研究所（NCI）严重程度分类不良事件标准进行分级评估。

（五）不良反应的处理

（1）根据不良反应严重程度采取分级处理：Ⅰ度不良事件可继续用药，Ⅱ度需暂停用药直至恢复至Ⅰ度，Ⅲ度停药后需基于风险/获益比考虑是否恢复药物治疗或减量处理，Ⅳ度可能需永久停药。

（2）不良反应类型有助判断“再挑战”时化疗药物

剂量会否调整，对剂量限制性毒性（如：骨髓抑制）可减量，剂量累积性毒性（如：蒽环类药物的心脏毒性）在减量同时应注意是否已达最大累积剂量，对特异质反应（过敏反应）应注意降低剂量不能预防不良反应的再次发生。

（3）对复杂不良反应，可采用MDT to HIM模式。需全程化、精细化、多学科团队参与和多方位（医护、临床药师、患者及家属）共同努力。

二、肿瘤放疗不良反应的处理

肿瘤放疗过程中，瘤细胞被放射性杀伤同时常伴正常组织放射损伤，表现为各种不良反应。根据发生部位分为局部和全身反应，根据反应时间分为急性和晚期反应。急性反应常指在放疗开始后数日至结束后3月内发生的反应，主要涉及更新速度快的组织如皮肤、黏膜上皮和造血系统等；晚期反应常出现在放疗结束后数月至数年，主要涉及增殖缓慢组织如血管、结缔组织、骨、肝、肾及中枢神经系统等。不良反应严重程度受诸多因素影响，包括疗程长短、照射容积、部位和剂量、放疗技术、射线性质、与药物联用及患者自身情况如非肿瘤伴发疾病、营养状况等。

（一）放射性皮肤损伤

皮肤损伤分急性和晚期两类。大多数头颈部肿瘤及乳腺肿瘤患者接受放疗会发生急性皮肤损伤，一般在放疗后3~4周出现，并逐渐加重，但在放疗结束后恢复较快。常表现为皮肤红斑、皮肤疼痛或烧灼感，以及干燥或湿性的皮肤引起脱皮，严重者出现溃疡、出血及坏死。晚期皮肤损伤常发生在放疗后4~12个月，主要表现为皮肤、皮下组织纤维化和毛细血管扩张。皮肤明显分界变化及损伤局限在照射区是诊断重要依据。

治疗原则：1级放射性皮炎，除一般皮肤护理外无需特殊治疗。建议穿着宽松的纯棉衣服，减少放疗区皮肤摩擦；避免抓挠放疗区皮肤；避免紫外线直射；使用中性pH清洁剂清洁皮肤，避免过度刺激和干燥；应用放射防护和促进表皮生长的喷剂，禁止每次放疗前用润肤膏等护肤品。2~3级放射性皮炎，预防皮肤继发性感染，如已发生，应局部或全身使用抗感染治疗。可在皮肤脱屑区使用敷料。较严重时需暂停放疗。4级放射性皮炎较少见，暂停放疗，伤口由皮肤科专家等多学科治疗。

（二）放射性口咽部黏膜损伤

放射性口咽部黏膜损伤多出现在放疗开始后2周，

放疗剂量增加逐渐加重，4~5周达峰值。表现为黏膜充血、水肿、糜烂或溃疡。口咽部黏膜损伤常伴中重度吞咽疼痛和吞咽困难，导致营养不良及体重减轻。黏膜完整性丧失后还可合并细菌及真菌感染。

治疗原则：放疗前仔细评估口腔科情况并行相应处理，减少尖锐牙齿对口腔黏膜刺激。保持口腔卫生清洁，进食前后漱口。口含冰块可减少炎性物质达镇痛效果。必要时予含抗生素、碳酸氢钠或表面麻醉剂的漱口液漱口。严重时根据咽拭子结果予抗生素及激素治疗。促进黏膜表皮生长药物可用于促进黏膜溃疡愈合。由急性黏膜炎导致的营养不良建议鼻饲管或胃造瘘输注营养液。

（三）放射性唾液腺损伤

放疗中腮腺、颌下腺和口腔内小唾液腺受照射，出现不同程度口干症状。一般放疗第2周后开始出现并持续存在，放疗后1年内可有一定程度恢复，但难恢复至放疗前水平。口干严重影响生活，导致口腔感染，龋齿发生率增高。

治疗原则：保持口腔卫生，用含盐和小苏打漱口液漱口，多饮水保持口腔湿润。使用唾液替代品缓解症状，食用可引起唾液增加的食物如话梅、柠檬汁等。

（四）味觉障碍

味觉障碍指头颈部肿瘤放疗中和放疗后出现味觉改变。放疗后1周即可发生，部分患者在放疗5~6周时几乎完全丧失正常味觉，大部分放疗后6个月逐渐恢复，不同味觉（甜、咸、苦、酸和鲜味）恢复速度不同。

治疗原则：保持口腔卫生习惯，积极调整饮食方案，必要时建议去营养门诊咨询。

（五）放射性神经损伤

脑神经损伤多见于头颈部肿瘤放疗后，表现为一个或多个脑神经麻痹。上肢神经损伤多见于臂丛神经损伤，常见于乳腺肿瘤患者，潜伏期为数月至数十年不等。表现为同侧颈肩部疼痛、麻木，上肢感觉异常，肢体末端麻痹，可出现进行性肌无力症状伴肌萎缩。下肢神经损伤较少见，多见于腰骶神经损伤。临床表现为感觉障碍、肌无力或肌萎缩。

治疗原则：联用多种止痛药，苯二氮䓬类可用于治疗感觉麻痹，卡马西平可减少肌纤维神经过度兴奋。糖皮质激素减轻水肿压迫、促进神经功能恢复、控制急性炎症及减轻组织纤维化。其他包括手术治疗、高压氧及康复治疗。

（六）放射性脑损伤

放射性脑损伤是颅内、头颈部恶性肿瘤治疗后产生的常见并发症。分为急性期、早期迟发性和晚期迟发性反应。急性期（数小时~数周）临床少见，主要由于血脑屏障受损，通透性增加而致脑水肿、颅内压增高和一过性神经功能障碍等，一般可逆，症状较轻。早期迟发性反应（1~6个月），主要是少突胶质细胞脱髓鞘病变伴轴索水肿，表现嗜睡、注意力缺失、记忆下降及精神障碍等，一般可逆。晚期迟发性反应（6个月~数年）分局限性放射性脑坏死和弥漫性放射性脑坏死两类，临床表现进行性加重且不可逆，可出现一侧肢体运动感觉障碍、头痛、癫痫、记忆力下降、性格改变和精神异常等。

治疗原则：高压氧疗增加脑部溶氧来增加供氧，适于脑损伤急性期。糖皮质激素能快速抑制炎症反应；神经生长因子对逆转颞叶坏死有一定效果；营养神经药物可有效清除放疗所致大脑神经组织自由基，保护脑部神经；抗血管生成靶向药物贝伐单抗对缓解脑水肿效果较好；对难治性放射性脑损伤及保守治疗失败者考虑手术治疗。支持治疗包括抗癫痫，改善认知，积极治疗精神情感症状等。

（七）放射性肺损伤

分为急性期放射性肺炎及晚期放射性肺纤维化两个阶段，两者分界在数周到半年不等。放射性肺炎表现无特异性，可无症状，或表现为刺激性干咳、气短、发热等，可出现呼吸音粗糙、干湿啰音、呼吸音减低等。放射性肺纤维化主要表现为咳嗽及气短，发热较少，主要体征与放射性肺炎相似，湿啰音较少。

放射性肺炎胸部X线可见与照射范围一致的弥漫性片状密度增高影。CT主要为与照射区域一致的斑片状密度增高影或条索影，不按肺野或肺段等结构分布，少数患者伴放射区外相应影像学改变，甚至弥漫分布于双肺。放射性肺纤维化CT表现为通气支气管征、条索影、肺实变或蜂窝样改变，范围与照射区域一致。

治疗原则：主要考虑急性放射性肺炎的治疗，出现晚期放射性肺纤维化后尚无有效治疗手段。明确放射性肺炎后应立即使用糖皮质激素类药物治疗，多数症状可迅速缓解，但需逐步减量，据情连续应用1~3个月。必要时吸氧或行气管切开。抗生素使用应为预防性，不可长期使用。

（八）放射性食管损伤

分为早期急性放射性食管炎和晚期食管损伤。食管黏膜更新速度快，是剂量限制性早反应组织，急性食管炎在放疗期间就可出现，影响进食及营养，重者可使放疗中断，影响疗效。食管也是晚反应组织，放疗后可出现狭窄、出血、穿孔等，重者危及生命。

急性期放射性食管炎一般在胸部或头颈部肿瘤常规放疗开始后2~3周出现，症状可持续数周至数月，包括吞咽疼痛、吞咽困难、恶心及胸骨后烧灼感或不适，重者出现脱水、营养不良、误吸和体重下降，严重者出现出血、穿孔及其他危及生命症状。晚期食管损伤常在照射后6个月或更长时间出现，表现为吞咽困难，食管狭窄，食管瘘或穿孔的发生率低。

治疗原则：放疗期间加强营养，清淡软食或半流食，必要时可鼻饲营养或胃或空肠造瘘。轻到中度吞咽疼痛给予局部止痛药，口服庆大霉素、地塞米松、利多卡因及碳酸氢钠或维生素 B_{12} 为主配方的自制溶液，配合口服镇痛药及静脉营养支持。用质子泵抑制剂或H2受体拮抗剂抑制胃酸分泌，减轻症状。晚期食管狭窄可行食管扩张术。食管气管瘘可考虑支架封堵，也可考虑胃造瘘和鼻饲营养管。

（九）放射性心脏损伤

心脏解剖位置和结构成分相对放射敏感，放射性心脏损伤成为潜在影响患者长期生存的重要危险因素。心脏结构复杂，表现多样，包括放射性心包炎、心肌炎、冠脉疾病、瓣膜疾病、传导系统异常和血管病变等。多数患者无症状，有症状的放射性心脏损伤为晚期发生事件。

治疗原则：放射性心脏损伤无特异性疗法，预防发生是最主要措施。心包浸润或放射性心包炎药物治疗失败后可选择心包穿刺术，仍失败可选心包切除术。对冠脉疾病积极有效治疗并预防其危险因素至关重要。慢性放射性心脏损伤潜伏期较长，需长期随访。

（十）放射性胃损伤

多在放疗开始后3~4周出现，表现厌食、恶心、呕吐和上腹痛等，损伤加重可出现溃疡和出血甚至穿孔等，需与原发肿瘤相关症状鉴别。放疗后3月内急性期多表现为黏膜急性渗出性炎症，或形成动脉内膜炎，使血管闭塞，导致黏膜缺血、溃疡形成，晚期表现黏膜僵硬、纤维化、瘢痕形成。

治疗原则：急性期注意饮食调整，少食多餐，易消化食物，避免刺激性食物。放疗期间预防用抑酸剂+胃黏膜保护剂有一定效果。口服维生素B_6、甲氧氯普胺等药物，可缓解恶心症状。5-羟色胺受体拮抗剂和激素等药物可缓解呕吐症状。重者考虑外周静脉营养并停止放疗，出血行内镜治疗，必要时外科治疗降低致命性出血风险。

（十一）放射性肠损伤

腹盆腔放疗可出现放射性肠损伤，包括结肠、小肠和直肠损伤，以直肠损伤症状最显著。放射性肠损伤包括急性和慢性放射性肠损伤。急性损伤在放疗过程中及3个月内出现，具自限性特点，表现为急性腹泻、里急后重和肛门疼痛。慢性损伤主要由肠壁小血管缺血和肠壁纤维化引起，表现为出血、肠道狭窄和瘘等，少数严重者可能出现肠道大出血、肠穿孔和肠梗阻等。

治疗原则：急性反应多能自愈，症状明显者可予相应药物治疗减轻反应，保障放疗顺利完成。慢性损伤一旦发生，常需数月、数年修复和治疗，需行长期和整体管理，包括药物治疗、营养支持和菌群微环境重建等。

（十二）放射性泌尿系统损伤

放射性泌尿系统损伤主要包括放射性膀胱损伤和肾损伤。

放射性膀胱损伤发病时间具较大差异性，在放疗后6个月内会出现急性症状，而治疗6个月~2年出现亚急性症状，治疗2~10年出现慢性症状，大部分在放疗后2~5年发病，最长可达20年。急性反应以无痛性、突发性血尿为主要表现，具难控制、反复性、持续性特点，大部分合并尿急、尿频、排尿困难等，有的因合并感染出现尿痛症状，严重者甚至有急性尿潴留，且有的下腹坠胀疼痛明显，常见体征为下腹耻骨上区触痛，全身表现包括白细胞增多、发热等。亚急性临床表现与急性大致类似。晚期反应多发生在放疗后1年，表现膀胱刺激征，间歇性血尿，严重者表现为出血性膀胱炎和膀胱瘘等。

治疗原则：保守治疗，多以抗炎止血为主。对症状较轻者常规利尿和水化能有效缓解症状，可配合高压氧疗。对重者可行膀胱内药物灌注，如凝血酶、雌激素、前列腺素、苯佐卡因、庆大霉素和地塞米松等，严重者需配合手术治疗。

放射性肾损伤分为急性、亚急性及慢性损伤，急性放射性肾病发生在放疗后3个月内，大多无症状，也无化验异常；亚急性发生于放疗后3~18个月，表现为水肿、蛋白尿、血尿、高血压、贫血和肾功能损伤。慢性肾损伤常由急性放射性肾病迁延不愈所致，可发生在放疗后数年至数十年不等，临床表现为肾功能减退、贫血、高血压以及肾衰竭。

治疗原则：预防为主，控制照射剂量和体积。血管紧张素转换酶抑制剂或血管紧张素Ⅱ受体阻断剂可有效降低肾衰发生可能。此外，有效控制高血压、改善贫血也可延缓肾损伤进展。若出现完全性肾衰，则需透析或移植。

（十三）放射性生殖系统损伤

生殖器官放射敏感性高，放疗可致急慢性损伤影响生育、内分泌及性功能，主要包括放射性阴道损伤、卵巢和睾丸损伤等。

放射性阴道损伤分为急性和慢性反应。急性反应多出现于放疗开始后3个月内，临床表现为接触性出血、阴道疼痛。此外，卵巢功能受损，放疗引起组织大量坏死堆积，为阴道内细菌滋生提供环境，加上免疫力低下，会致严重阴道炎症。晚期反应潜伏期较长，表现为阴道干涩、狭窄、缩短。

治疗原则：急性放射性阴道损伤可行阴道冲洗，常用冲洗液包括碘伏溶液、高锰酸钾溶液、新洁尔灭、过氧化氢溶液等。根据分泌物药敏结果尽早抗感染治疗。慢性放射性阴道损伤致阴道缩短、狭窄，通过阴道扩张器或阴道模具扩张阴道，可阻止阴道狭窄进一步发展。保守治疗失败应考虑手术治疗重建阴道狭窄。

放射性卵巢损伤可致暂时性或永久性闭经及不孕等。睾丸损伤可致间质细胞功能障碍，儿童青春期延迟，成人性欲减退；亦可致生殖细胞损伤，影响生育。

治疗原则：激素替代疗法；生育保留方案；盆腔屏蔽放疗技术等。

（十四）放射性脊髓损伤

分急性和迟发性两型。急性放射性脊髓损伤常发生在放疗结束2~4个月潜伏期后，可持续数月到1年，通常可逆。早期症状较轻，非特异性，包括感觉异常、麻木、下肢无力或本体感觉下降，特征性表现是Lhermitte征，即屈颈可诱发自脊柱向四肢蔓延的触电样感觉。迟发放射性脊髓病常发生在放疗1~2年之后，通常不可逆。临床症状随受照脊髓位置、面积和损伤程度不同而变化。常包括本体感觉或温度感觉减退，运动功能减退，步态改变，大小便失禁等，重者可发生瘫痪。不同分段脊髓损伤有特定受损平面。需与肿瘤压迫或转移引起的症状相鉴别。

治疗原则：可采用糖皮质激素地塞米松静脉治疗，但疗效有限。此外，联用肝素、华法林、神经营养药或高压氧疗可改善症状。

（十五）放疗导致全身不良反应

放疗导致的全身不良反应主要由免疫力下降、功能紊乱与失调引起，表现为乏力、发热、食欲下降、骨髓抑制、厌食、恶心呕吐等。

治疗原则：多数症状不重，以对症支持治疗为主。放疗引起的发热原因包括肿瘤坏死吸收，血象下降、免疫力下降合并病毒或细菌感染等，积极寻找病因，据情对症治疗，必要时用抗生素。放疗导致骨髓抑制常出现在照射较大范围的扁骨、骨髓、脾、大面积放疗、同步化疗或之前有多次化疗史者，视情用升白细胞和升血小板药物，重者需停止放疗。

三、肿瘤靶向治疗不良反应的处理

靶向治疗是一种以控制肿瘤细胞生长、分裂和扩散的蛋白质、核苷酸片段或基因产物为靶点的治疗。与化疗不同，大多类型靶向治疗都通过干扰特定蛋白质达到抑制肿瘤的目的。靶向药物相关不良反应取决于药物生物靶点，通常毒性更小，耐受性更好，常见的非特异性不良反应如：消化道症状、黏膜炎和骨髓抑制等常较轻或缺乏，危及生命的并发症常由感染、血管生成途径抑制、严重炎症综合征和自身免疫性疾病引起。不良反应早期诊断与全程管理是靶向药物实施的安全保障。全程管理包括不良反应风险评估、预防、诊治和监测。

（一）靶向治疗的风险评估

（1）靶向药物评估：靶向治疗特定不良反应会否增加特殊患者风险（如：芦可替尼增加乙肝患者病毒再激活风险）、靶向药物与其他用药/食物的相互作用（如：恩沙替尼与地高辛、维奈克拉和西柚/杨桃）、靶向药物对其他治疗影响（如抗血管生成药物影响伤口愈合）、用药方法是否复杂等。

（2）患者评估：患者体能评价、既往治疗不良反应耐受性、治疗前脏器功能评估（骨髓、肝、肾等）、合并症、依从性、营养状况（特别消化道肿瘤患者）、基因突变等。

（3）特殊人群：老年（≥65岁）特别容易发生药物错误，原因是药物变化、复杂治疗方案和提供者之间不完整信息传递，此外，肿瘤相关治疗增加多种药物使用和/或潜在不当药物消耗，并增加药物不良反应、药物相互作用和不依从风险。有条件应对服用药物的老年患者进行功能状态、疼痛、经济状况、社会支持、心理状态、精神状况和生活质量等评估。

（二）靶向治疗不良反应预防

（1）对治疗前存在不良反应或可能存在药物相互作用的风险人群，注意用药剂量或服药间隔调整，如：联用维奈克拉与泊沙康唑时应注意维奈克拉减量。

（2）靶向药物常见不良反应预防，如：EGFR抑制剂用药期间防晒以减轻皮疹症状、服用BTK抑制剂期间预防乙肝病毒再激活、卡非佐米疗前充分水化预防肿瘤溶解综合征与肾毒性、地舒单抗用药期间补充钙剂与维生素D以预防低钙血症、预防利妥昔单抗引起的输液反应等。

（3）用药过程规范操作减少不良反应发生，如单抗滴注不宜过快、大分子药物静脉输注需用在线滤器、口服靶向药物不应常规掰开/研磨后服用等。

（4）避免药物不良反应影响治疗操作：抗血管生成药影响手术伤口愈合、地舒单抗与抗血管生成药用药期间接受侵入性牙科操作易致下颌骨坏死等。

（三）靶向治疗不良反应监测

不同靶向药物作用机制不同，毒性谱存在较大差异。针对靶向药物特定不良反应相关症状、体征（包括实验室检查）等进行监测。

（四）靶向治疗不良反应诊断及分级

药物不良反应的判断属排他性诊断，判断患者在用药后出现的异常症状体征是否由靶向药物引起，应注意能否排除合并用药的作用、患者疾病（肿瘤或其他合并症）进展、其他治疗的影响，一些评价方法如：原卫生部评定法、WHO-UMC评定法、Naranjo评定法等，有助于药物不良反应相关性判断。对观察到的不良反应，需对其严重程度进行分级评估。不良反应分级评估主要根据NCI严重程度分类不良事件标准。

（五）不良反应的处理

（1）根据不良反应严重程度采取分级处理措施：Ⅰ度

不良事件可继续用药，Ⅱ度需暂停用药直至恢复至Ⅰ度，Ⅲ度停药后需基于风险/获益比考虑是否恢复药物治疗或减量处理，Ⅳ度可能需要永久停药。

（2）靶向药物作用靶点各异、引起的不良反应涉及器官广泛，对于复杂的、涉及其他学科治疗的不良反应，如血糖影响、眼毒性等，应采取多学科整合治疗MDT to HIM模式。

第四章

肿瘤躯体症状的控症治疗

一、癌痛

肿瘤患者的疼痛管理尤为重要，据WHO统计，全球35%~50%的肿瘤患者遭受不同程度疼痛，其中50%为中重度疼痛，30%为难以忍受的重度疼痛。有效管理疼痛可显著提高肿瘤治疗过程中患者生活质量。

（一）癌痛分类

（1）按时间分为急性疼痛和慢性疼痛。

（2）按解剖学分为躯体痛，内脏痛和神经痛。

（3）按病理生理学机制分为伤害感受性疼痛和神经病理性疼痛。

（4）按药理学角度分为阿片不反应性疼痛，阿片部分反应性疼痛和阿片反应性疼痛。

（二）癌痛的临床评估

临床评估是癌痛治疗的第一步，与治疗方案制订的正确性和疗效满意度密切相关。应主动询问肿瘤患者有无疼痛，常规评估疼痛情况，并及时记录。常规评估要在患者入院后8小时内完成。患者如有疼痛症状，则疼痛评估应纳入常规护理监测、记录内容。

1.临床评估概述

临床评估主要步骤包括详细病史、疼痛程度、疼痛特性、疼痛所带来的影响、体格检查和诊断性检查。

需要强调的是，要相信患者的疼痛主诉，即使患者暂时不痛或未找到引起疼痛的躯体因素，也不应对患者的疼痛主诉打折。此外，很多原因也会造成患者故意隐藏疼痛实情，应注意患者是否存在非口述疼痛行为或是否患有导致疼痛的病变，医患之间建立的真诚合作和相互信任关系能提高癌痛诊治满意度。医护人员应认识到，肿瘤治疗同时不应松懈癌痛治疗，患者的病因诊断并不会因癌痛控制而含糊不清。

2.疼痛评估原则

癌痛评估应遵循“常规、量化、全面、动态”的评估原则。对门诊患者，应在癌痛治疗前及时评估疼痛，住院患者则需在入院后8小时内进行疼痛初步评估，24小时内完成疼痛全面评估，并在病历中记录评估情况。

（三）癌痛治疗原则和流程

肿瘤治疗已进入整合治疗时代，基于癌痛的复杂性，癌痛治疗应与控瘤治疗一样，也需要整合治疗。癌痛整合治疗的定义是根据癌痛患者身体状况，疼痛类型、性质、部位、程度及病因，合理、有计划地应用多学科整合治疗方法，尽可能控制癌痛及癌痛对机体产生的不良影响，提高生活质量，提高患者接受控瘤治疗的依从性和耐受性，进一步延长患者生存时间。

癌痛治疗原则是：综合治疗，从无创、低危方法出发，然后考虑有创、高危方法。

1.病因治疗

造成癌痛的根本原因是肿瘤病情，因此有必要针对肿瘤本身进行治疗。整合肿瘤治疗方法在控制肿瘤发展同时亦可缓解甚至消除癌痛。

2.对症治疗

即治疗不针对造成癌痛的病因，只为缓解疼痛症状，分为药物治疗和非药物治疗。

（1）药物治疗。

药物治疗的原则：首选无创给药、按时给药、按阶梯给药和个体化给药。

镇痛治疗中，需据患者疼痛性质和程度，以及正在接受的治疗方案，伴随疾病和一般状况等综合分析，合理选择镇痛药物和辅助镇痛药物，并根据患者个体化差异调整用药剂量和给药途径，积极监测和管理止痛药物的不良反应，为患者带来最佳镇痛效果，提高患者生活质量。

①非甾体类抗炎药物和对乙酰氨基酚是癌痛治疗常用药物，具镇痛、抗炎作用，常用于轻度疼痛，或与阿片类药物联合，用于中重度疼痛治疗。

②阿片类药物是治疗中重度癌痛的首选药物。常用药物有吗啡即释片、吗啡缓释片、羟考酮缓释片、芬太尼透皮贴剂等。对慢性癌痛治疗，用阿片受体激动剂类药物（吗啡、芬太尼、氢吗啡酮等）。患者需长期使用阿片类镇痛药物时，首选口服给药途径。对无法口服者（如吞咽困难、昏迷等）可选透皮吸收途径给药，也可采用临时皮下注射给药，必要时可用自控镇痛给药。

③辅助镇痛用药指可辅助增强阿片类药物的镇痛效果，或者直接产生一定镇痛作用的药物，包括抗惊厥类药物、抗抑郁类药物、N-甲基-D-天冬氨酸拮抗剂、糖皮质激素、局部麻醉药和双膦酸盐类药物等。辅助镇痛药常与阿片类药物联合应用于治疗神经病理性疼痛、骨性疼痛和内脏痛。辅助药物的选择和剂量调整也需依据个体化用药原则。

（2）非药物治疗。

①无或低创伤性疗法。例如理疗和社会心理干预，前者包括皮肤感官刺激（冷敷、热敷、按摩、按压、震

动等)、运动/锻炼、体位改变或固定、经皮神经电刺激(TENS)或针刺等。后者主要包括放松、想象、分心、情绪调节、引导教育、认知-行为疗法等心理疗法，重塑患者的思想、感受和行为，使患者的痛苦得到缓解。引导患者去感受产生疼痛的到控制疼痛的感觉，在一定程度上，对控制症状有改善作用，还能使患者获得自我控制感，恢复自我功能，促进患者积极参与自身的疼痛治疗。这些疗法可作为重要的镇痛辅助手段，减少患者对药物的需求量。

②创伤性疗法。即侵袭性治疗，如阻断神经传导通路的神经阻滞/毁损术、神经电刺激疗法、脑室内/椎管内药物输注通道植入术等，一般当无或低创伤性治疗未获得满意的利弊比时，才考虑侵袭性治疗。在实际操作中，应多方面考虑，如适应证、医生技能、预期收益和风险以及治疗费用等。

(四)镇痛药物的不良反应及处理

阿片类药物常见的不良反应有便秘、恶心、呕吐、嗜睡、瘙痒、头晕、尿潴留、谵妄、认知障碍、呼吸抑制。临床上，应重视阿片类镇痛药不良反应的预防和治疗。除了便秘，这些不良反应大多会随着时间的推移而减轻。在处理阿片类药物不良反应之前，有必要进行多系统的评估，排除可能引起类似临床症状的其他原因。同时，加强宣教，提高患者及家属对于不良反应的认识，也有利于不良反应的管理。

癌痛的治疗目的：对肿瘤早期，正在接受根治性控瘤治疗者，治疗目的是充分缓解癌痛，改善一般状况，使患者能耐受控瘤治疗，从而提高疗效。对晚期患者，治疗目的是充分缓解癌痛，提高生活质量，最终达到相当于无痛苦死亡。

二、癌性肠梗阻

癌性肠梗阻（malignant bowel obstruction，MBO）指原发性或转移性恶性肿瘤及控瘤治疗造成的肠道梗阻，是胃肠道肿瘤和盆腔肿瘤晚期常见并发症之一，原发性肿瘤引起的梗阻部位多为单发，手术切除可能性高，预后较好；转移性恶性肿瘤引起的肠梗阻部位常为多发，根治可能性小，病情危重，预后差，患者生活质量严重下降，治疗难度大。小肠梗阻常由胃、卵巢恶性肿瘤种植转移到腹腔引起，大肠梗阻常由结直肠恶性肿瘤占位或缩窄引起。

（一）整合评估

原发肿瘤常致机械性肠梗阻，初始症状常为间歇性腹痛、恶心、呕吐和腹胀，仍有少量排便或排气。随病情进展逐渐恶化为持续性梗阻，腹痛阵发加重，腹胀更加明显，后期，体温升高，肠管扩张后肠壁增厚，渗出增加，病情进展，腹痛可转为持续性肠缺血绞窄表现，甚至肠穿孔、感染性腹膜炎、感染性休克等。

查体应注意手术瘢痕，是否有胃肠型，膨胀肠管压痛。机械性肠梗阻听诊绞痛时伴气过水声，闻及高调金属音。功能性肠梗阻为肠鸣音减弱或消失。

CT是肠梗阻影像学诊断首选方法。腹部CT可明确肠梗阻部位及程度，还可评估肿瘤病变范围，为决定治疗方案提供依据，同时还可为控瘤治疗疗效评估提供基线资料。X线腹部平片是诊断肠梗阻常用方法。表现为肠曲胀气扩大、有时可见肠内液气平面。MRI诊断价值与CT相当，但费用较昂贵，在肠梗阻病因的良恶性判定上更优，尤其是弥散加权成像序列。

（二）控症治疗

肿瘤所致肠梗阻病因复杂，常合并其他症状，治疗疗效不一。根据病史回顾，实验室检验和影像学检查后评估临床分期及总体预后，患者的体能状况和评分，权衡各种治疗方案利弊，制订个体化整合治疗方案。对原发肿瘤引起的肠梗阻，以手术为主，以达根治切除，为患者赢来生存机会。对手术治疗可能预后不良患者，如肿瘤恶性转移，腹腔内广泛播散，应予缓和医疗。中医药对肠梗阻有显著疗效，但如何规范进行中西医结合治疗，临床报道并不多见。肠梗阻内科治疗包括以下方面。

（1）减压：胃肠减压是重要治疗措施，高位肠梗阻通过胃管或空肠管减压，有利于减轻肠壁水肿，改善肠壁血运，一定程度上促进肠道功能恢复。对低位肠梗阻，胃管、空肠管减压作用有限，肠梗阻导管更有利于梗阻部位减压。胃肠减压过程中，常因胃液、肠液丢失，出现水电解质紊乱，应注意液体、电解质的补充及平衡。

（2）加强营养：营养治疗在恶性肠梗阻治疗中举足轻重，适宜营养治疗有利于内环境稳定及肠道功能改善和恢复。营养治疗是优先考虑肠内营养，而肠梗阻又是肠内营养的禁忌证，因此，把握癌性肠梗阻肠内营养治疗时机是恶性肠梗阻营养治疗的关键一环。经过胃肠减压、抑酸抑酶等对症处理，患者主观症状明显缓解后，应尽快开始肠内营养治疗，从无渣肠内营养制剂逐步过渡到常规流质、半流质饮食。

（3）抑制消化液分泌：抑制多种胃肠道激素释放，可减少分泌物和肠水肿，调节胃肠道功能，降低肠道运动、减少胆道分泌、降低内脏血流、增加肠壁对水和电解质的吸收，从而有效控制MBO相关恶心、呕吐症状。

（4）激素：糖皮质激素在肠梗阻有潜在益处，既有止吐作用，又能减轻肿瘤及神经周围水肿，促进肠道对盐和水的吸收。糖皮质激素和H2受体拮抗剂或PPIs联用是一有效而经济的选择。PPIs和H2受体拮抗剂通过减少胃分泌物量来减少胃胀、疼痛和呕吐。糖皮质激素与利尿药联用可加强肿瘤及肠壁水肿控制；临床实践中“抗分泌+止吐+止痛”联合较为常用，症状不改善可加用地塞米松。

（5）利尿：恶性肠梗阻患者常合并恶病质、大量腹水，多伴营养不良、低蛋白血症、组织水肿等，除补充白蛋白提高渗透压外，应当配合使用利尿剂，缓解肠壁肿胀，阻断肠道“不蠕动–水肿–不蠕动”的恶性循环。腹胀和肠梗阻症状严重患者对肠外营养治疗和液体输入耐受性降低，应下调液体供给量，保持尿量1000mL/d为宜。

（6）运动及促进肠蠕动：运动可显著提高肿瘤患者

生活质量、身体功能，减轻疲劳。循序渐进的呼吸训练可明显增加肿瘤患者胃肠蠕动。体力活动/运动也能够缓解和降低肿瘤患者心理压力。

三、便秘

癌症性便秘是因肿瘤因素或化疗引起的持续出现排便困难或排便次数减少。大部分患者可出现排便量减少、大便干结、排便时间长、排便时需很用力甚至需借助外力帮助排便。

（一）整合评估

便秘表现排便次数减少，少于3次/周，伴排便困难，大便硬结。便秘诊断和评估以临床表现为主，当合并其他症状时应进一步完善相关检查，如考虑肿瘤压迫引起便秘时完善CT检查，明确肿瘤部位、肿瘤分期等；当恶性肿瘤患者出现便秘且存在腹水时完善血常规、血生化检查，明确患者是否有水电解质平衡紊乱等。

（二）控症治疗

1.病因治疗

（1）手术治疗：肠腔内肿瘤或肠外肿瘤压迫导致肠腔阻塞所致便秘，甚至肠梗阻者，及早外科手术，或切除肿瘤，或行肠道改道术、造瘘术、人工肛门等，及时纠正、改善消化道阻塞。

（2）纠正继发感染：肿瘤继发感染所致便秘，先用抗菌药物抗感染，使炎症消退，便秘症状随之减轻。

2.控症治疗

主要指用泻药治疗便秘，常用的泻药有以下几种。①容积性泻药：通过增加肠腔内渗透压，使肠道内液体增多，肠管扩张，刺激肠壁蠕动而排便。常用药物有甘露醇等。②刺激性泻药：通过刺激肠道，加强肠道蠕动引起排便，服药后可能引起腹痛，排便后可减轻。包括比沙可啶、蒽醌类药物和蓖麻油等。③润滑性泻药：有润滑肠道、软化粪便作用，适于年老体虚病人。代表药有乳果糖、甘油等。

3.便秘的其他治疗

①灌肠通便及手指挖出粪便：如粪便积在直肠、乙状结肠等低位肠段，服泻剂一般无效果，要采用灌肠方法，使坚硬粪块溶化而排出。可用温肥皂水约200mL或50%硫酸镁30mL、甘油60mL、水90mL配成灌肠液灌肠。有时灌肠液无法灌入，可戴上手套，以食指蘸润滑油将其挖出。②合理膳食：病情允许下，多食水果、蔬菜及其他多渣食物，增加纤维素和水分摄入，多食油脂

较丰富食物。③适度运动，尤其对久病卧床、运动少的老年患者更为有益。

四、腹泻

腹泻（diarrhea）指排便水分及排便次数异常增多，每日排便重量超过200g，其中水分达70%~90%，或大便稀溏，超过300mL，可伴随排便次数增多，超过2~3次。肿瘤相关腹泻（diarrhea in cancer，DIC）由肿瘤引起，或控瘤治疗所致，或因肿瘤继发感染等引起，是肿瘤患者常见并发症之一，明显影响生活质量。

（一）整合评估

DIC与普通腹泻的表现类似，不具明显特异性，但肿瘤患者体质差，可迅速出现脱水、电解质紊乱进而危及生命，因此应该特别注意提防。诊断需排外其他原因引起的腹泻：①血常规和生化检查，了解是否存在电解质和酸碱失衡。②粪便检查，粪培养可发现有无致病微生物，协助查找腹泻病因，排除其他原因导致的腹泻。此外，隐血试验可检测有无出血。

（二）控症治疗

当肿瘤患者出现腹泻，应先评估患者有无脱水症状，有无电解质紊乱，严重与否。对重度腹泻合并脱水者，先行对症处理，再行病因解除。需适量补液，补充电解质，密切监测病情，给予思密达止泻治疗，必要时按要求服用洛哌丁胺（易蒙停），给予双歧杆菌等改善肠道菌群。对轻微腹泻患者，可行饮食调整，选择易消化食物。当合并细菌感染时据情选用合适抗生素，合并有肠坏死、穿孔、脓肿时可考虑外科治疗。

五、恶性腹水

恶性腹水是肿瘤终末期表现，缓解腹水所致症状、延长患者有生活质量的生存时间是主要治疗目的。

（一）整合评估

腹水程度轻微时（成人通常少于100~400mL）可能无明显症状。随腹水积聚，可有腹围和形状增大。腹痛不适和腹胀是腹水增多常见症状。由于对横膈膜压力增大及液体越过隔膜迁移导致胸腔积液（肺部周围积液），随着腹水的增多而出现呼吸系统症状。

（二）控症治疗

（1）限制水、钠摄入：腹水的恶性肿瘤患者，常合并低蛋白血症，血浆渗透压较低，饮食上宜高蛋白、高维生素、低脂饮食，严格控制钠盐摄入量，尽量减少液体总量。

（2）利尿药：加速水分从肾脏排出，联用排钾利尿剂和保钾利尿剂，既达利尿效果，又不发生电解质紊乱。

（3）补充白蛋白：肿瘤患者常合并恶病质，腹水部分是因低蛋白血症引起血浆胶体渗透压降低所致，应适当静脉补充白蛋白，在允许情况下，尽可能摄入更多高蛋白食物以提高血浆胶体渗透压。

（4）放腹水：当大量腹水影响到呼吸或腹胀难以忍受时，可行腹腔穿刺引流以减轻症状。每天排放腹水不宜过多，以1000~3000mL为宜。

六、恶心呕吐

恶心与呕吐是临床常见症状。晚期肿瘤患者非治疗性恶心呕吐是指除外特定治疗（化疗、放疗、靶向治疗、免疫治疗、手术）所致的恶心和呕吐，多数情况下并非单一原因所致，而是多种因素共同导致。

（一）整合评估

恶心为上腹部不适和紧迫欲吐的感觉。可伴迷走神经兴奋症状，如皮肤苍白、出汗、流涎、血压降低及心动过缓等，常为呕吐的前奏（一般恶心后随之呕吐，但也可仅有恶心而无呕吐，或仅有呕吐而无恶心）。呕吐是指胃内容物或部分小肠内容物，通过食管逆流出口腔的复杂反射动作。实验室检查：根据病情，可选择进行血常规、血生化、血和尿淀粉酶等检查。影像学：常选择CT、MRI明确肿瘤部位，肿瘤分期，评估病情，制订治疗方案。

（二）控症治疗

晚期肿瘤患者非治疗性恶心呕吐的西医治疗策略分为两类，一是针对病因治疗，如采用胃肠减压、胃造瘘、手术缓解肠梗阻引起的呕吐，行腹腔置管引流，减轻腹腔压力缓解恶性腹水导致的恶心呕吐，糖皮质激素治疗颅内压增高导致的呕吐等；一是经验性药物治疗，先选择一类止吐药物治疗，如无效更换或联合使用其他药物。

七、呼吸困难

呼吸困难是晚期恶性肿瘤患者常见症状，表现为缺氧、胸闷。呼吸困难是一种主观症状，源于生理、心理、社会和环境因素相互作用。10%~70%晚期肿瘤患者出现中到重度呼吸困难。

（一）整合评估

对肿瘤患者呼吸困难的评估主要包括临床感受评

估、呼吸困难严重程度评估及症状的影响和负担等。呼吸困难主要靠患者自我描述来评估，可结合病史、临床表现、体征及症状问卷等。患者就诊时，可使用Borg评分量表和修正的呼吸困难量表（mMRC）进行呼吸困难筛查，并结合血液生化指标、X线、超声、CT等影像学指标来辅助诊断和评估。

（二）控症治疗

肿瘤相关呼吸困难的诱因和表现是多方面的，不同患者治疗模式各不相同，最根本措施为病因治疗，其次针对呼吸困难症状，采用以药物为主治疗，包括阿片类药物、茶碱类药物、苯二氮䓬类药物及类固醇激素等。①茶碱类药物：通过抑制环核苷酸磷酸二酯酶（PDE）起到舒张支气管、抗炎、增强膈肌功能、增强缺氧呼吸驱动、抗缺氧呼吸抑制等作用。常用药物有氨茶碱、二羟丙茶碱、多索茶碱等。②阿片类药物：推荐阿片类药物缓解晚期肿瘤患者呼吸困难症状，其中吗啡是最常用药物。首次使用阿片类药物应从较低剂量开始滴定。必要时口服2.5~10mg/2h；或静注1~3mg/2h；对用过阿片类药物镇痛患者，在原有剂量基础上，可提高25%。吗啡通过肾脏排泄，因此肾功能不全严重患者避免使用。

③类固醇激素：糖皮质激素对肿瘤患者呼吸困难有一定疗效，对癌性淋巴管浸润、放射性肺炎、上腔静脉阻塞综合征等引起呼吸困难，可考虑使用类固醇激素。④苯二氮䓬类药物：出现焦虑情绪时，可考虑联用此类药物。阿片类药物与苯二氮䓬类药物联用会致呼吸抑制，联用时应监测患者体征。⑤提高血红蛋白：患者出现贫血引起的呼吸困难，可考虑促红细胞生成素、补充铁剂、补充叶酸和维生素 B_{12}，当血红蛋白小于（70~80）g/L时考虑输血。⑥非药物治疗缓解呼吸困难：包括呼吸训练、吸氧、行走或移动辅助设备、改善通气设备，以及针灸、芳香按摩、催眠等舒缓疗法。

八、咳嗽

咳嗽是呼吸道肿瘤常见症状，同样发生在晚期恶性肿瘤伴有肺转移、肿瘤并发症或治疗相关呼吸功能损害患者。咳嗽按时间分三类：急性咳嗽为时间小于3周；亚急性咳嗽为3~8周；慢性咳嗽为时间大于8周。咳嗽按性质可分为干咳和湿咳，以每日痰量10mL为标准。

（一）整合评估

初诊时可对患者咳嗽症状进行筛查，通过咳嗽持续时间、性质、音色，及其加重或缓解因素，还包括不同体位影响及伴随症状等。对有咳嗽既往史患者，应注意关注症状变化。可通过咳嗽症状积分、视觉模拟评分法（VAS）和中文版莱切斯特咳嗽问卷（LCQ-MC）进行评估。肿瘤相关咳嗽常与肿瘤进展有关，在评估时，需结合患者肿瘤类型、治疗模式、体征、血液生化指标及CT或MRI综合判断。

（二）控症治疗

目前对肿瘤合并咳嗽患者，主要采用药物治疗，改善症状，提高预后。常见镇咳药物包括中枢性止咳药、外周性止咳药、复方止咳药以及局部麻醉药。治疗前，应对患者进行全面评估，判断咳嗽主要原因，遵循个体化用药原则。①中枢镇咳药物：临床应用较多，主要以阿片类药物为代表，通过抑制咳嗽中枢达到止咳效果。常用药物有可待因、右美沙芬、吗啡、福尔可定等。可待因常用于刺激性干咳伴胸痛，同时起止咳止痛作用。可待因长期使用不良反应较多，且痰多患者禁止使用。右美沙芬的镇咳作用与可待因相似，需注意长期使用的安全性。吗啡镇咳作用无剂量依赖性，具有成瘾风险，一般用于其他阿片类药物无法抑制的咳嗽。对使用过吗啡类药物镇痛患者，应密切注意使用剂量，观察疗效及不良反应。福尔可定具有疗效持久、依赖性小等优点，被推荐为肺癌咳嗽的首选药物。②外周镇咳药物：通过抑制咳嗽反射弧起到止咳作用。常用药物有那可丁、苯丙哌林、左羟丙哌嗪等。患者有阿片类药物禁忌证或治疗无效时可选用。③复方镇咳药物：复方止咳药以糖浆类为主，主要由止咳药、祛痰药、抗组胺药组成。在排除其他病因情况下，可用于咳痰的患者，应注意避免长期使用。④局部麻醉药：在阿片类药物和外周止咳药无效时可考虑雾化吸入利多卡因、布比卡因等局部麻醉药，起快速止咳作用，但使用并不广泛，缺乏研究和证据支持，应慎用。

九、咯血

咯血是指喉及喉以下呼吸道出血经口腔咯出。常见病因包括肺癌、食管癌等胸部原发肿瘤及转移瘤侵袭，肿瘤或其治疗相关凝血功能障碍及放化疗引起的肺损伤。肿瘤合并大咯血（单次咯血超过100mL或24h内咯血超过500mL）常危及患者生命，其中肺癌是发生大咯血常见原因，肺转移瘤所致咯血常与黑色素瘤、乳腺癌、肾癌、喉癌和结肠癌相关。

（一）整合评估

首诊时，先判断是否为咯血，主要结合咯血的颜色、血量、伴随症状及既往病史来辨别大出血位置。检查鼻腔及口腔，排除因鼻腔或牙龈出血而误诊为咯血。必要时可借助鼻咽镜和喉镜辅助诊断。其次根据出血量及生命体征判断是否为危及生命的大咯血，决定是否抢救。再结合患者病史，伴随症状，完善血常规、凝血功能、血气分析，X线或CT，明确病因及出血位置，给予相应治疗。

（二）控症治疗

肿瘤患者出现咯血时，首选对症支持治疗，控制出血，防止反复、多次咯血出现失血性休克或窒息。短期内大量、快速咯血患者，应行抗感染、抗休克抢救治疗。①一般治疗：卧床休息，避免活动。出血部位明确者采用侧卧位或头高脚低位。鼓励咳出血痰，禁用吗啡等中枢镇咳药，避免血块堵塞气道引起窒息。吸氧，保持气道通畅，给予液体或半流质饮食，保持水、电解质平衡，保证营养支持。②止血治疗：血管活性药物垂体后叶素为首选，可与酚妥拉明等血管扩张药物联用。常先缓慢静注小剂量垂体后叶素，后予缓慢静滴维持，直至停止咯血1~2天后停药，可与酚妥拉明联用5~7天。需要注意的是，冠心病、动脉粥样硬化、高血压、心衰

者及孕妇应慎用或禁用垂体后叶素。其他止血药有氨甲环酸、蛇毒凝血酶、酚磺乙胺等，应据情况行个体化用药。药物止血无效，排除禁忌后，可选择支气管动脉栓塞和纤维支气管镜介入治疗。③输血治疗：当出现大咯血导致血量不足，收缩压低于90mmHg（1mmHg=0.133kPa），或血红蛋白明显下降，排除禁忌后可考虑输血。

十、恶性胸腔积液

恶性胸腔积液指恶性肿瘤侵犯胸膜或胸膜原发肿瘤引起的胸腔积液。肺癌是最常见病因，还包括乳腺癌、淋巴瘤、卵巢癌及胃肠道肿瘤。出现恶性胸腔积液常提示肿瘤进展，分期晚，预后差。恶性胸腔积液常表现为胸痛进行性加重、呼吸困难、咳嗽、疲劳。症状严重程度与胸腔积液产生速度和量有关。积液量较多时，甚至出现端坐呼吸、发绀等症状。

（一）整合评估

少量积液可无明显体征，中到大量时，体检可发现患侧呼吸运动减弱、胸廓及肋间隙饱满，触诊语颤减弱，叩诊实音，听诊呼吸音消失。气管常向健侧移位。恶性胸腔积液诊断需结合病史、症状、体征、影像学、胸腔积液生化、细胞病理学来明确。①X线片：少量胸腔积液表现为患侧肋膈角变钝；中量常为均匀一致密度增高影，大量时胸片还会伴纵隔及主支气管向健侧移位。②超声：可提供定位诊断，常用于明确积液量，指导诊断或治疗性胸腔穿刺。③CT及MRI：对少量胸腔积液有诊断价值，明确肿瘤部位，纵隔淋巴结转移及胸壁受侵范围。④胸腔穿刺细胞学：胸腔积液中找到癌细胞是诊断恶性胸腔积液金标准。恶性胸腔积液大多数为渗出液，可结合胸腔积液生化指标、细胞学以及肿瘤标志物综合诊断，提高阳性率。⑤胸膜活检：当胸腔积液细胞学无法确诊时，可于超声或CT引导下行胸膜活检。

（二）控症治疗

恶性胸腔积液治疗建立在缓和医疗前提下，诊断明确后，根据患者症状、体能情况、原发肿瘤类型及预计生存期，制订治疗方案。主要对症治疗方法包括胸腔穿刺引流术和胸腔置管术、胸腔内灌注治疗、胸膜固定术等。①胸腔穿刺引流术和胸腔置管术：对胸腔积液较多、症状明显者，需行胸腔穿刺引流术改善通气，缓解症状。如存在大量积液，预计生存期较长，可行胸腔置管术，外接引流袋引流积液，避免反复穿刺。操作在超声等影像学辅助下进行，需注意首次引流量不超过600mL，后每次引流不超过1L，放液速度不可过快。对积液量大者，引流时要注意复张性肺水肿发生，主要由于肺部长期受压，大量快速引流使萎陷肺脏快速复张造成。②胸腔内灌注治疗：局部胸腔灌注治疗常用药物有控肿瘤药物、硬化剂和生物反应调节剂。a.化疗药物：腔内化疗产生化学性胸膜炎，促进胸腔粘连，可直接杀伤瘤细胞，达到治疗目的。腔内灌注一般选择局部浓度高且全身分布浓度低的药物，常用有铂类、博来霉素、氟尿嘧啶、阿霉素等。b.抗血管生成药物：血管内皮生长因子（VEGF）在恶性胸腔积液形成中起重要作用，拮抗VEGF可减少恶性胸腔积液产生。腔内灌注顺铂联合抗VEGF抗体如贝伐珠单抗或重组人血管内皮抑素如恩度的疗效优于顺铂单药腔内化疗。c.硬化剂：胸腔积液引流后，将硬化剂注入胸腔，引起化学性胸膜炎，促进纤维蛋白沉积，使胸膜粘连固定，又称胸膜固定术。常用硬化剂有滑石粉、四环素及红霉素。胸腔注射硬化剂常见的不良反应为胸痛，常与利多卡因联用。利多卡因起效迅速，一般在注射硬化剂前给药，常用剂量为3mg/kg，单次剂量不超过25mg。d.生物制剂：通过激活体内免疫系统达到杀瘤效果，通过使胸膜炎性渗出导致胸膜粘连和胸膜腔闭塞。常用有白介素-2、肿瘤坏死因子、干扰素等。e.热灌注：向胸腔灌注加热灌注液和化疗药物，使瘤细胞变性，通过加热增加化学药物通透性，促进药物局部吸收，提高对瘤细胞杀伤作用，控制恶性胸腔积液。

十一、谵妄

谵妄是晚期肿瘤患者常见神经精神障碍的临床综合征，谵妄有很多负面影响且常不可逆，包括增加死亡率、跌倒发生率、住院时间及医疗成本等。肿瘤及其并发症以及相关治疗均会增加谵妄风险，88%生命最后几小时或几周会发展为谵妄。谵妄易被误诊为其他精神疾病，误诊率达37%。谵妄有四个基本临床特征：①急性发作和波动过程。②注意力不集中。③思维混乱。④意识水平改变。谵妄主要临床表现的发生率各不相同：97%~100%出现注意力缺陷，54%~79%出现思维过程异常，76%~96%定向障碍，88%~96%记忆缺陷，92%~97%睡眠-觉醒障碍，24%~94%运动障碍，57%~67%语言障碍，50%~63%知觉障碍，21%~31%妄想，43%~86%情感改变。患者出现任何谵妄的认知或情绪行为或精神活动的变化，应通过专业的临床评估以确诊谵妄，诊断标准主要基于《精神障碍诊断与统计手册（第五版）》（DSM-5版）和WHO第11版《国际疾病分类》（ICD-11）的标准被广泛使用于临床实践和科学研究。近年临床也有多种诊断工具用于肿瘤患者的谵妄诊断，如混淆评估方法（the confusion assessment method，CAM）、记忆谵妄评估量表（the memorial delirium assessment scale，MDAS）、谵妄评定量表修订版98（DRS-R98）等。根据精神运动活动的类型谵妄可分为三种临床亚型：高活跃型、低活跃型（最常见，占比68%~86%）和混合型。

谵妄是一种急性精神病发作的临床急症，对谵妄发作的有效识别、评估和管理取决于整个医疗团队的专业水平。虽然晚期肿瘤患者谵妄的逆转基本不可能，但除了给予患者药物干预的症状管理，还应给予非药物治疗（包括提供精神心理支持、营养监测、视觉和听觉辅助设备、营造良好的睡眠环境和记忆刺激等）。目前无证据表明非药物和药物干预可以预防肿瘤患者的谵妄，迫切需要进行充分有力的非药物和药物干预临床证据，多专业合作持续管理以改善这种痛苦综合征的预防和减症治疗。依据现有的全球较低级别的临床证据给予处理建议如下：

表1　肿瘤患者谵妄的预防和处理建议

1.积极处理诱发和促进谵妄发作的潜在可逆原因 （1）对于评估结果显示谵妄的癌症患者，通过全面的初步评估确定诱发因素 （2）如果出现OIN症状，阿片类药物减量（减量30%~50%）或者替换为另一种阿片类药物可能是合适的 （3）治疗被认为是谵妄诱发因素的感染 （4）二膦酸盐（如静脉注射帕米膦酸盐和唑来膦酸）可在大量病例中控制高钙血症和逆转谵妄 （5）对于确诊谵妄的患者，建议停止服用关联药物、限制液体摄入和适当的口服盐摄入量 （6）纠正电解质异常 （7）对于与化疗和免疫治疗等抗肿瘤治疗相关的谵妄患者，建议停止相关用药或治疗
2.药物性干预 （1）抗精神病药物（包括氟哌啶醇、氯丙嗪、奥氮平、利培酮、喹硫平或者阿立哌唑）可能有助于谵妄症状的姑息对症治疗，但要监测其相关不良反应 （2）哌醋甲酯可改善低活动性谵妄患者的认知能力 （3）对于合并器官功能衰竭且生存期仅有几天的终末期肿瘤患者不建议使用药物干预 （4）苯二氮䓬类药物单独使用或者联合上述抗精神病药物，可缓解高活跃型谵妄的躁狂症状并有效提供镇静和潜在的焦虑缓解作用，力争实现癌症患者躁动性谵妄的个性化镇静目标：平衡舒适与保持沟通能力

十二、癫痫

肿瘤相关性癫痫（tumor-related epilepsy，TRE）是由复杂病因造成的脑内局部神经元电生理活动异常增强，引起中枢神经系统功能紊乱且反复发作的综合征。25%~60% 原发或转移性脑瘤患者在初始诊断或者后续病程中可能出现癫痫临床表现，TRE 发生率和年龄、性别、肿瘤类型、脑水肿、肿瘤增殖率、肿瘤部位、肿瘤负荷等密切相关。癫痫的脑瘤患者有更高癫痫相关发病率和死亡率风险，和更低的生活质量。TRE 治疗方法包括外科手术、放疗、化疗、消融和抗癫痫药物等。本指南倡导多学科团整合诊疗，MDT to HIM。

TRE 症状处理原则与局灶性癫痫相似，不建议抗癫痫药物（antiepileptic drugs，AEDs）常规用于预防脑瘤相关癫痫，抗癫痫药物 AEDs 应用在至少一次癫痫发作之后。AEDs 包括第一代药物（如苯妥英、卡马西平、丙戊酸、乙琥胺、苯二氮䓬和巴比妥类）和第二代药物（左乙拉西坦、非巴马特、加巴喷丁、拉莫三嗪、普瑞巴林、噻加宾、奥卡西平和托吡酯等）。AEDs 治疗期间要注意其与抗肿瘤药物之间的相互作用，如苯巴比妥、卡马西平、奥卡西平和苯妥英可作为酶诱导剂，从而增加许多肿瘤治疗的代谢和清除，包括皮质类固醇、紫杉醇、环磷酰胺、依托泊苷、拓扑替康、亚硝基脲、阿霉素和甲氨蝶呤。在大多数患者，一种单一的抗癫痫药物可令人满意地减少癫痫发作次数，甚至完全缓解，但约30%的患者为耐药性癫痫，需研究探索相关的耐药标志物和耐药的治疗策略。

十三、失眠

肿瘤患者失眠患病率为25%~59%，是非肿瘤患者的2倍。失眠的临床诊断：①难以入睡（入睡前30分钟以上）和/或难以维持睡眠（夜间醒来时间超过30分钟）。②每周至少3晚睡眠困难。③睡眠困难，导致白天功能严重受损。肿瘤患者失眠易感因素包括年龄较大、过度觉醒的特点及失眠史；诱发因素包括肿瘤治疗，这会改变炎症细胞因子水平，扰乱昼夜节律或睡眠-觉醒周期，或导致更年期。此外，住院本身也会扰乱睡眠；持久性因素包括行为因素，如白天过度睡眠和认知不良，即对睡眠不准确评估等。

肿瘤相关性失眠使患者心理风险较高（例如抑郁、焦虑），躯体症状（例如疼痛）及生活质量降低，导致白天功能受损、免疫功能下调，甚至死亡率增加。肿瘤相关的失眠常用治疗方法包括非药物治疗和药物治疗，建议两者联合应用，药物治疗可予以FDA或者NMPA获批的催眠相关药物。

（一）非药物治疗

1.保持健康的睡眠习惯

每天保持规律就寝时间和起床时间，睡前避免中度到剧烈体育活动，减少接触强光如电脑、手机屏幕、光源、睡前3小时内限制液体摄入、饮酒、尼古丁和咖啡因等，改善睡眠环境、避免在夜间醒来时看时钟、睡前关闭电子设备和发光源等。

2.认知行为治疗（CBT）

肿瘤失眠最重要干预措施是认知行为疗法（包括面对面、电话和网络CBT等多种方式），可作为长期治疗方案。包括：刺激控制、睡眠限制和睡眠教育/卫生。面对面CBT可以改善失眠的合并症，如疲劳、焦虑和抑郁等。

3.针灸治疗

针灸治疗肿瘤失眠有巨大潜力，但需更多严格研究设计和更大样本验证疗效和安全性。

（二）药物治疗

包括苯二氮䓬受体激动剂（替马西泮）、苯二氮䓬类（唑吡坦、唑吡坦控释剂、扎来普隆、艾司佐匹克隆、拉米替隆）、抗抑郁药（多塞平）、抗组胺药和褪黑素受体激动剂（拉米替隆）、食欲素受体拮抗药（苏沃雷生、莱博雷生），但需观察并管理相关不良副作用：镇静、认知障碍、心理成瘾和生理依赖性等。

十四、脑实质或脑膜转移

60%~70% 肿瘤患者可能发生脑实质转移，10% 的肿瘤患者可能发生脑膜转移，随着治疗进展伴随肿瘤患者生存期延长，肿瘤脑实质和脑膜转移的发生率会逐步增高。HER2 阳性乳腺癌、三阴性乳腺癌、黑色素瘤、小细胞肺癌或非鳞状非小细胞肺癌患者发生脑转移风险较高。脑实质或脑膜转移会致头痛、癫痫发作、运动障碍等如偏瘫、感觉丧失、人格改变、失语症、视觉障碍或颅内压升高的症状和体征等。大约 75% 脑转移位于大脑半球，21% 位于小脑，高达 3% 位于脑干。1.5T 以上 MRI 是脑转移诊断的金标准，先进的神经成像技术越来越多用于脑实质或脑膜转移检测、治疗设计和随访。脑膜转移诊断更为复杂，神经影像学和脑脊液细胞学的检查结合，脑膜转移的诊断特异性和敏感性分别高达 95% 和 85%。液体活检和循环生物标志物，在脑实质或脑膜转移诊治表现出潜在的价值。

脑实质或脑膜转移的治疗目的是预防或延缓神经系

统功能恶化，以延长有生活质量的生存期。少数患者，尤其是小而少的病变，可能经历长期生存甚至治愈。治疗方法包括手术、放疗和系统治疗，选择主要取决于患者预后评分，预后评分主要包括患者年龄、由Karnofsky（KPS）体能评分定义的功能损害程度、并存颅外转移负荷和脑转移病灶数目。

（1）手术治疗：孤立脑转移灶或可切除多个脑转移灶建议手术切除；出现颅内压增高应考虑手术减轻颅内压。

（2）放射治疗：建议对脑转移灶数量有限（1~4个）患者使用立体定向放疗（SRS），对脑转移数量较多（4~10个）但是累积肿瘤体积小于15mL，也可考虑SRS，不建议外科手术或SRS治疗后患者常规进行巩固性全脑放疗（WBRT），根据神经系统症状的存在、脑转移灶大小、数量和位置以及全身系统治疗方案的选择和可用性，对体能允许且无法进行SRS的多发脑转移灶可选择WBRT。

（3）系统治疗：对大多数脑转移瘤，应基于原发肿瘤组织学和分子特征以及既往治疗史而定全身抗肿瘤药物治疗。如技术可行，应考虑对脑转移瘤而非原发肿瘤进行分子检测，以选择肿瘤特异性靶向治疗和免疫治疗。临床需要控制颅内压升高，应尽可能短时间内用最低剂量类固醇激素。

十五、脊髓压迫

脊髓压迫是转移瘤急症，发生率为2.5%~5%，因原发瘤类型发生率有差异，肺癌、乳腺癌和前列腺癌中较为常见。脊髓压迫伴疼痛、进行性神经功能衰退，以及短期生存，因其可能导致不可逆运动功能丧失和瘫痪需及时诊断和治疗。

脊髓压迫的主要临床表现包括背痛、运动减弱、感觉缺陷，肠或膀胱功能障碍等。症状根据病理生理学和累及脊柱位置有所差异，背痛是80%~95%脊髓压迫患者的最严重且常见症状，上运动神经元缺陷常是对称性运动障碍，而较低运动神经元缺陷倾向于不对称远端运动障碍，通常首先累及下肢。MRI是诊断脊髓压迫金标准，敏感性为93%，特异性为97%，CT仅是在急诊或因患者原因无法进行MRI检查时予以考虑。建议对整个脊柱进行MRI检查，因为20%~35%患者有多发不连续脊髓压迫。

脊髓压迫需要整合诊治MDT to HIM。在计划治疗前必须评估肿瘤类型、肿瘤负荷和全身治疗方案的有效性及任何治疗的获益风险比等。主要治疗方案如下。

（1）糖皮质激素：可辅助镇痛并保留神经功能，地塞米松，可下调血管内皮生长因子和前列腺素E2产生，减轻脊髓水肿和延迟神经功能衰退。地塞米松剂量未达成共识，临床推荐先静注10mg，然后每6小时静注4~6mg，常在RT完成后2周内逐渐减少，注意相关不良反应，包括胃溃疡穿孔、精神病和感染等。

（2）疼痛和症状管理：大多数脊髓压迫患者需阿片类药物缓解疼痛，按三阶梯止痛原则治疗。阿片类药物常与辅助镇痛药联用，包括糖皮质激素、加巴喷丁、普瑞巴林、阿米替林、去甲替林、双磷酸盐和非甾体类抗炎药物等。阿片类药物耐受者可能需要更高剂量。

（3）外科减压手术：外科减压手术序贯术后外放疗适于脊柱不稳定和骨碎片引起的脊髓压迫。除改善神经功能缺损外，16小时内的减压手术比16小时后的减压手术更具神经恢复优势，手术可立即和持续缓解疼痛改善患者生活质量，但OS获益不明确，计划手术的患者必须考虑围手术期并发症潜在益处和风险，应谨慎选择。脊柱不稳定性肿瘤评分标准可帮助确定脊髓压迫手术干预的必要性，评分预测脊柱稳定性的敏感性为95.7%，特异性为79.5%。

（4）放疗：重点讨论剂量和分割以及是否在先前RT位置重新放疗。短疗程的RT（如8Gy×1次）可用于预期寿命短（小于6个月）的患者，较长疗程（如3Gy×10次）考虑预期寿命较长患者，3Gy×10次的长疗程放疗模式也是减压术后放疗标准模式。减压术后高适形再放疗减压，如SBRT，可使肿瘤有足够剂量强度同时保留神经结构。

十六、周围神经病变

肿瘤幸存者主要有：肿瘤疾病本身诱导的和抗肿瘤治疗诱导的周围神经病变，本文着重讨论后者。周围神经病变是抗肿瘤治疗期间常见不良事件，包括化疗、靶向治疗和免疫治疗等都可能诱导周围神经病变，其中化疗导致的周围神经病变最常见，常会导致剂量减少、给药延迟和治疗计划延长，尤其是患者的生活质量恶化。化疗药物所致周围神经病变（chemotherapy-induced peripheral neuropathy，CIPN）是一种常见、与化疗药物相关的剂量限制性不良反应，50%~90%化疗患者会发生CIPN，其中30%~40%会转变为慢性神经不良反应，免疫检查点抑制剂导致的周围神经病变（neurological immune-related advert event，NAEs）发生率为0.5%，多数靶向药物的神经毒性发生率多小于2%。

（一）CIPN的诊断和治疗原则

CIPN尚无确定诊断标准。诊断应重点识别对患者生活质量影响最大的症状，首先区分神经性疼痛和单纯功能障碍。如疼痛是导致生活质量恶化的主要原因，需行药物治疗；而无严重疼痛的功能障碍则适合理疗。同时出现疼痛和功能障碍时，联合治疗是合理选择。

预防CIPN可考虑应用抗惊厥药、抗抑郁药、维生素、矿物质和其他化学保护剂等，调整化疗药物剂量和使用时间间隔有助于减少严重CIPN发生。冷冻疗法可预防并降低某些化疗药物（如紫杉烷类）诱发CIPN发生率。外科手套压迫疗法可预防并降低白蛋白紫杉醇诱发CIPN发生率。

CIPN相关神经症状治疗包括药物和非药物治疗，药物治疗又分为全身和局部药物治疗。调整化疗剂量和使用时间间隔是目前限制严重CIPN的有效方法。

度洛西汀（60mg/d）可作为治疗CIPN导致的神经病理性疼痛的一线药物。普瑞巴林（150mg/d）可作为治疗紫杉烷类药物相关周围神经病理性疼痛的优选药物。作为后线治疗选择，CIPN可根据临床经验使用非阿片类（非甾体类抗炎药物）和/或阿片类药物止痛，注意合并症和合并用药的影响。局部周围神经性疼痛应首选局部治疗方案，如辣椒素贴剂（179mg）、利多卡因贴剂、其他贴剂和凝胶制剂等。

（二）NAEs的诊断和治疗原则

NAEs诊断因复杂性、多样性和部分非特异性临床表现需行细致的鉴别诊断。NAEs快速诊断和及时治疗至关重要，包括神经病学专家在内的多学科整合诊治MDT to HIM应在NAEs规范诊治中发挥重要作用，力争做到早期诊断和治疗，以免发展为严重后遗症和死亡等不良事件。NAEs的一线治疗包括糖皮质激素和暂停ICI（基于不同类型和不同分级的NAEs而定），程度较重NAEs需静脉注射大剂量糖皮质激素和永久停用ICI。激素无应答者可考虑其他免疫抑制治疗，包括血浆置换、免疫球蛋白和其他免疫抑制剂等。（详见本指南《神经保护》分册）。

十七、精神及心理问题

肿瘤生存者常见精神心理问题包括焦虑和抑郁、害怕肿瘤复发、疲劳、睡眠和认知改变，以及对性和亲密关系问题等。

（一）焦虑和抑郁

所有肿瘤生存者的抑郁在肿瘤初始诊断和治疗期间发生率为13%；焦虑为17.9%，治疗后≥5年的肿瘤生存者的抑郁和焦虑合并患病率为21%。治疗采取包括认知行为治疗、接受和承诺治疗、正念策略等心理治疗，对心理治疗无反应患者推荐用抗抑郁和抗焦虑药等。

（二）对癌症复发的恐惧

对肿瘤复发的恐惧很常见，可影响所有肿瘤生存者，无论生存预后如何，轻度至中度恐惧复发者为49%；严重恐惧复发者为7%，对肿瘤复发的恐惧会对肿瘤生存者的生活质量产生负面影响。心理疗法可能是有效的一种或多种认知疗法，侧重于将患者的恐惧视为一种正常体验，并定期持续复查以早发现复发。临床应询问患者，并可用筛查工具评估其严重程度，并向患者提供其预后、复发症状和生活方式变化的专科信息，以减少患者的恐惧，严重患者请心理专科医生协助治疗。

（三）认知障碍

化疗和放疗后的肿瘤生存者可能出现认知障碍，

30%~40%患者在治疗前，50%~75%在治疗中，大约35%在治疗后数月至数年表现出认知障碍。具体表现为经常报告记忆力、注意力、处理速度和执行功能等方面的问题，药物治疗疗效有限，认知训练和康复、运动和身心干预可能有效。

（四）疲乏

疲乏在肿瘤生存者中较常见，发生率为49%，尤其在接受抗肿瘤治疗患者，晚期患者疲乏发生率为60%；25%~33%在肿瘤诊断后10年内会感疲乏。运动心理教育、正念和以认知或行为治疗为导向的策略可能会有帮助。

（五）性和亲密度的问题

性和亲密度问题与肿瘤生存者的人种、社会文化、肿瘤类型、抗肿瘤治疗方案（内分泌治疗、放疗或化疗等其他抗肿瘤治疗）等相关，其发生率为40%~100%。临床表现包括身体（如勃起功能障碍和性交困难）、心理（如身体形象）和人际关系（如关系变化）困难。初步评估应包括肿瘤及其治疗对患者性功能的影响及其相关社会亲密度关系等，以及他们是否希望进一步讨论。应检查患者是否具有雄激素或雌激素缺乏的症状或体征

（如：男性体毛减少；女性阴道干燥；潮热和盗汗；无论男女的关节痛和肌痛等），还应考虑合并症（如糖尿病、高血压、抑郁症及其治疗）对性功能潜在影响。治疗取决于潜在病因和表现，包括非药物治疗和药物治疗。非药物治疗，包括盆底物理治疗、认知行为治疗、心理社会咨询和夫妻治疗；药物治疗包括磷酸二酯酶-5抑制剂、真空勃起装置、阴茎假体、用于勃起功能障碍的海绵内注射、用于阴道狭窄的阴道扩张器、用于阴道干燥和性交困难的阴道雌激素。

十八、乏力

肿瘤相关性乏力（cancer-related fatigue，CRF）是一种持续性主观疲劳感觉，与肿瘤或控瘤治疗相关，严重干扰患者的工作、社会关系、情绪、日常活动和生活质量，致部分治疗中断，甚至影响患者生存时间。CRF是肿瘤患者最常见伴随症状，发生率达70%~100%，且持续时间长，但常被临床忽视。

（一）临床表现及特点

CRF临床表现如下。近1个月持续2周或以上，每天或几乎每天出现活动明显乏力或需多休息的症状，或出现不相称变化，伴以下5种或以上症状：全身无力；

注意力不集中；情绪低落、失去兴趣；失眠或嗜睡；睡觉后仍觉精力不恢复；活动困难；情绪反应后感到疲倦，如悲伤、沮丧或烦躁；无法完成原本胜任的日常活动；短期记忆力下降等。与正常人乏力相比，CRF特点：①程度更严重，与近期活动消耗不成比例，且不易通过休息缓解。②对日常生活影响更严重，常感觉抑郁。③对生理功能有重要影响，在控瘤治疗后数月甚至数年内可能持续存在。乏力很少单独存在，常合并睡眠障碍、情绪低落（焦虑、抑郁）、疼痛。

（二）筛查与评估

乏力作为一种主观体验，鼓励患者自我评估。例如，利用0~10数字等级量表（0代表无乏力，10代表想象中最严重乏力），1~3为轻度乏力，4~6为中度乏力，7~10为重度乏力。如有中重度乏力，应行更有针对性的病史采集及体检，深入评估乏力持续时间、缓解和加重因素以及对功能的影响；评估伴随症状；记录合并用药；评价器官功能等。乏力评估量表有肿瘤功能评估-乏力量表（FACT-F）和简明乏力评估量表（BFI）。同时评估可被纠正的因素：疼痛、抑郁、焦虑、睡眠障碍、贫血、营养不良、运动水平和其他合并症，且需动态评估。

（三）治疗

目前缺乏缓解乏力的特效药物，值得注意的是，卧床休息不能缓解CRF，相反，有计划活动对缓解乏力更加有效。①治疗乏力相关因素：疼痛、情感障碍、贫血、睡眠障碍、营养不良及并发症（器官功能障碍或衰竭、感染等）。②非药物性干预措施：增加活动，鼓励患者尽可能维持正常活动，个体化选择运动类型，运动计划应包括运动类型、强度、时间、频率的安排；心理-社会干预，包括认知行为治疗、放松治疗、心理支持咨询，告知患者如何应对应激，处理与乏力相伴随的抑郁和焦虑；注意力恢复治疗，提高认知能力，缓解注意力疲劳；非药物性睡眠干预，调整睡眠（规律起居，睡前避免使用刺激物），节制睡眠（避免长时间午睡，限制总时间），建立诱导睡眠的良好环境（黑暗、安静、舒适）；营养管理，恶性肿瘤患者常因多种原因导致营养不良，有效营养风险筛查与评估有利于对营养问题早发现、早诊断及早治疗，对有营养风险者采取营养咨询、饮食指导及营养治疗对CRF也能有积极作用。③药物性干预：药物治疗主要针对乏力相关因素，对症处理可考虑选择性使用中枢兴奋性药物（哌甲酯、匹莫林、莫达非尼）、抗抑郁药、糖皮质激素、中药如花旗参等。

十九、骨转移

骨转移是多种实体瘤中继肺、肝后的第三大转移部位。常致严重骨痛和骨相关事件（skeletal related event，SRE），后者包括骨转移所致病理性骨折、脊髓压迫、高钙血症、为缓解骨痛进行的放疗、为防治病理性骨折或脊髓压迫进行的手术治疗。顽固性骨痛、病理性骨折、脊髓瘫痪严重影响日常生活能力，降低生活质量。多学科整合诊治MDT to HIM，对骨转移进行早期诊断和干预尤为重要。

（一）临床表现

最常见为疼痛，部分可表现病理性骨折，脊椎转移可压迫神经根致剧烈放射痛，严重压迫脊髓可引发截瘫。伴高钙血症可累及全身多系统，包括神经系统、心血管系统、胃肠道消化系统、泌尿系统等。常伴乏力、贫血、消瘦、低热等全身症状，并出现痛苦、焦虑、抑郁等心理问题。骨ECT是骨转移诊断的初步筛查手段，不作为确诊依据，可用于恶性肿瘤患者出现骨痛，病理性骨折，高钙血症等临床表现或骨转移风险高的肿瘤分期检查。

结果阳性，需进一步选择X线平片、CT、MRI或PET-CT确诊。X线平片对早期病变被高密度骨皮质掩盖时敏感度低，故不作为常规筛查手段，作为有临床症状或骨ECT发现异常的补充评估，并预测病理性骨折风险。CT敏感度优于X线平片；MRI比CT贵，敏感性优于骨ECT，可显示骨ECT无法显示的早期骨转移灶，对诊断软组织受累和脊髓压迫有优势，亦是评价骨转移骨髓内浸润的首选工具，但对四肢长骨皮质骨转移诊断有一定局限性。PET-CT敏感度和特异度更高，^{18}F-FDG对溶骨型病灶、^{18}F-NaF PET-CT对成骨型病灶更为敏感，但价格昂贵限制临床应用。骨活检作为病理诊断金标准，尤其适于原发灶不明的骨转移。若原发灶较为明确，骨活检非必须手段。活检主要有粗针穿刺活检和切开活检。活检前应完善患处CT或MRI扫描，以进行全面术前规划，尽量避开坏死区域，选取活跃溶骨性区域取材。原则上应避开重要血管神经束，穿过最少组织解剖学间室。取材量应满足常规组织病理学及分子病理学诊断要求。骨代谢生化指标，不能作为骨转移诊断的可靠方法。

（二）治疗

治疗目标：①缓解疼痛，恢复功能，提高生活质量。②预防或延缓SRE。③治疗SRE。a.药物治疗：包括止痛药和骨改良药物。b.放疗：包括体外照射和放射性核素治疗。c.必要时外科治疗：消融治疗和骨水泥成形术。d.注意护理及康复治疗。

二十、贫血

肿瘤相关性贫血（cancer related anemia，CRA）指肿瘤患者在其疾病发展及治疗过程中发生的贫血，原因包括肿瘤本身、机体的营养吸收障碍以及肿瘤患者接受治疗所致。CRA按形成原因分为非化疗相关贫血和化疗相关贫血，其诊断、评估、治疗及预防详见本指南《血液保护》分册。

二十一、血小板减少症

肿瘤治疗相关血小板减少症（cancer therapy-related thrombopenia，CTRT）指由控瘤治疗，化疗、放疗、靶向药物和免疫检查点抑制剂等，导致的血小板生成减少或/和破坏增加，临床表现为外周血中血小板计数低于 100×10^9/L。CTRT的临床表现、诊断、治疗及预防参考本指南《血液保护》分册。

二十二、中性粒细胞减少

肿瘤相关性中性粒细胞减少，其病因、诊断、评估、治疗及预防详见本指南《血液保护》分册。

二十三、静脉血栓栓塞症

静脉血栓栓塞症（venous thromboembolism，VTE）是血液在静脉系统内异常凝结，阻塞血管引起的一系列病症，主要包括深静脉血栓形成（deep venous thrombosis，DVT）和肺血栓栓塞症（pulmonary thromboembolism，PE）。有关VTE的病因、诊断、治疗及预防详见本指南《血液保护》分册。

第五章

肿瘤生存者的照护

一、肿瘤生存者的定义

当一个人从被诊断患有恶性肿瘤起，在治疗期间和治疗之后，直至生命结束，被认为是肿瘤生存者，其中包括带瘤生存者和无瘤生存者。肿瘤生存者指南侧重于肿瘤诊断和治疗对肿瘤生存者产生的重大而持久的影响，包括对身心健康状态、健康行为、职业和个人身份、性能力和经济状况可能带来的潜在影响。适用于正在接受长期治疗的患者、晚期肿瘤患者和长期生存者。

提供给肿瘤生存者的医疗保健服务应包括：①预防新发肿瘤、肿瘤复发和其他远期并发症。②监测肿瘤扩散、复发或后续原发恶性肿瘤。③对后期心理社会和身体影响的评估。④对肿瘤及其治疗后遗症的干预（如医疗问题、症状、心理问题、经济和社会问题）。⑤协调初级医疗保健人员与医疗专家之间的治疗，以确保癌症生存者的健康需求全部得到满足。

肿瘤生存者指南重点关注维持和加强肿瘤生存者健康的可选方案，为肿瘤生存者提供一般性医疗保健和肿瘤及其治疗可能带来的长期和/或迟发副作用管理的基本方案，同时为肿瘤本身和肿瘤治疗的常见后遗症提供筛查、评估和治疗建议。推荐定期进行筛查评估并根据临床指征酌情进行后续治疗。

二、癌症生存者的长期随访与评估

建议定期更新肿瘤家族史以重新评估遗传风险。基因检测指南和有关遗传性肿瘤风险的认识会随着时间推移而发展，且家族中可能会出现新发病例，因此定期评估很重要。全面的家族史（包括先前所有的基因检测）是遗传风险评估的第一步。

由一名肿瘤遗传学专家进行遗传风险评估，适用于乳腺癌生存者、所有上皮性卵巢癌生存者、诊断时年龄≤50岁的结直肠癌或子宫内膜癌生存者、高级别前列腺癌生存者、胰腺癌生存者，酌情加或不加基因检测。按照NCCN指南和本指南建议，许多其他罕见肿瘤的生存者、诊断肿瘤时年纪轻的生存者、患有多种原发癌，或有一个或多个亲属患有相同肿瘤或相关肿瘤的生存者也是风险评估的重点人群。建议基于风险评估的结果对一些适当的肿瘤生存者进行基因检测。对携带有已知增加患癌风险胚系突变的患者，相应遗传风险评估标准和/或检测以及处理，可参见本指南《遗传咨询》分册。

三、第二原发癌的筛查

肿瘤生存者的总体肿瘤发生率高于普通人群。这种风险的增加可能是由于遗传易感性（如遗传性癌症综合征）和/或家族史、共同的病因学暴露（如吸烟、环境暴露、健康行为、HPV）以及肿瘤治疗的诱发突变效应。应尽可能建立健康行为（例如戒烟、控制体重）以降低发生后续恶性肿瘤风险。健康生活方式和行为辅导，对于减少可能导致后续肿瘤风险因素非常重要。第二原发肿瘤与既往控瘤治疗的类型和强度相关，特别是与放疗和特定化疗药物相关。

有证据表明CT成像带来的过度放射线暴露可能会增加发生辐射相关肿瘤的风险。使用放射影像学检查筛查肿瘤复发应基于诊断和用于早期发现肿瘤复发从而改善肿瘤预后。影像检查手段和随访频率可在本指南特定肿瘤章节查询。

四、肿瘤生存者的预防保健

（一）健康生活方式

1.健康生活方式的一般原则

（1）健康生活习惯除可改善肿瘤生存者总体健康和提升生活质量外，还可减少复发和降低死亡风险。

（2）应鼓励所有肿瘤生存者在饮食、体力活动和体重管理方面设定渐进性和最终目标。鼓励所有肿瘤生存者至少做到以下事项：达到并终生保持一个健康的体重；每天适度体力活动；保持健康饮食习惯，饮食需富含蔬菜、水果和全谷物；限制红肉、腌肉和深加工食品摄入量，特别是高脂肪和高糖食品；戒烟及尽可能减少饮酒；外出活动注意防晒；保证充足的睡眠；定期进行随访。

（3）从食物中获取营养而非依赖于营养保健品，不推荐常规摄入营养保健品用于控瘤。

（4）应在患者个人层面和社区层面评估建立健康生活方式障碍，并为患者克服这些障碍提供支持及建议。

2.体力活动的一般原则

（1）体力活动应根据每位肿瘤生存者的体力状态和兴趣爱好量身定制。

（2）争取每周进行至少150分钟运动，最终目标是在一周内分阶段进行300分钟或更多中等强度运动或75分钟高强度运动或等效组合。

（3）每周进行2~3次包含主要肌群的力量/抗阻力训练。

（4）有氧运动之前拉伸主要肌肉群，在不进行这些肌群锻炼期里每周至少拉伸2天。

（5）建议年长生存者和有跌倒风险的患者进行平衡训练。

（6）每天散步、爬楼梯等一般体力活动。

（7）避免久坐，合理安排运动和休息时间。

3.体力活动的一般评估

（1）首先了解患者既往和当前进行的体力活动，评估当前体力活动水平。

（2）关注临床评估：①体重/BMI、血压、功能状态、评估诊断前的基础体力活动水平和当前体力活动水平、由生存者自我评估的阻碍体力活动的因素（健身条件及户外活动空间等环境因素、经济状况、身体限制、可支配时间、社会支持、心理压力）。②系统性评估。③疾病状态。④评估体力活动的妨碍因素（疼痛、疲乏、情绪压力、营养缺乏/失衡、药物副反应）。

（3）进一步评估基础疾病和相应疗效：心血管病（包括心肌病）；肺病；关节炎/肌肉骨骼病；淋巴水肿；周围神经病变；骨骼健康状况/骨强度（包括是否存在骨转移）；大小便失禁等肠道/膀胱症状；是否做过造瘘术；跌倒风险评估；辅助装置需求（拐杖、步行辅助器、支架等）；既往或当前血小板减少症史；类固醇性肌病。

4.体力活动诱发不良事件的风险评估

（1）若存在外周神经病变、关节炎/肌肉骨骼问题、不良的骨健康状况、淋巴水肿，建议调整体力活动，可考虑在锻炼计划开始前进行医学评估，可咨询物理治疗师、经过认证的运动专业人士和康复专家。

（2）对肺部手术史或大的腹部手术史、造口术、心肺基础疾病（如COPD、CHF、CAD、心肌病）、重度疲乏、共济失调、严重营养缺乏、身体健康状况改变（如淋巴水肿加重），建议在锻炼计划开始前进行医学检查和排除禁忌证，并咨询物理治疗师、经过认证的运动专业人士和康复专家。

5.体力活动的建议

（1）根据当前或既往的体力活动情况（频率、强度、类型、时长），符合体力活动一般原则及指南推荐者，需定期重复评估，积极巩固体力活动的获益，并鼓励维持活动水平。同时需关注体力活动可能带来的不良反应和可能的风险。

（2）对体力活动时长和强度未达到指南推荐者，需评估和解决相应的原因，循序渐进地制订参加体力活动的短期和长期目标，建议初始的体力活动处方：①频率

（1~3天/周）。②强度（轻度~中度）。③类型（散步等有氧运动和/或抗阻力训练）。④时间（基于基线水平的可耐受的合理时长）。若经过上述纠正后能耐受，建议逐渐增加体力活动的时间和强度，并定期重复评估，巩固获益并评估可能的风险。若不能耐受，建议咨询物理治疗师、经过认证的运动专业人士和康复专家。

6.抗阻力训练建议

（1）抗阻力训练的健康获益包括提高肌力和肌耐力、改善功能状态以及维持和改善骨密度。

（2）力量训练对于维持平衡和最大限度地降低跌倒风险很重要。

（3）抗阻力锻炼应兼顾所有主要肌群（胸部、双肩、双臂、背部、中心部位、双腿）。

（4）抗阻力锻炼处方：①频率，2~3次/周，每次锻炼之间间隔足够的时间休息。②强度，2~3组动作，每组重复10~15个动作，当能耐受3组10~15个重复动作的锻炼时，考虑增加阻力重量。③休息，每组动作锻炼之间休息2~3分钟。④对于希望开始抗阻力锻炼的癌症生存者，如有条件请咨询物理治疗师、经过认证的运动专业人士和康复专家。

（5）设定的阻力重量应该能够重复做10~15个动作。

（6）有淋巴水肿风险的生存者，可参考本指南后续淋巴水肿部分推荐。

7.特殊人群体力活动的注意事项

（1）患有淋巴水肿的癌症生存者：淋巴水肿生存者的检查和治疗及体力活动的注意事项详见本指南后续淋巴水肿部分的推荐。

（2）接受造口术的癌症生存者：①锻炼前应排空造口袋。②举重/抗阻力锻炼应从较小阻力开始，在受过训练的物理治疗师、经过认证的运动专业人士和康复专家指导下缓慢增加。③调整核心肌肉锻炼方法，以最大限度地减少腹腔内产生过大的压力，并避免做Valsalva动作，因为接受造口术的癌症生存者可能有发生造口旁疝的风险。④参加接触性运动或可能给造口带来损伤的运动时，请使用保护造口的装置。⑤接受回肠造口术的癌症生存者，在进行体力活动之前、活动期间和活动之后，应注意增加饮水量，因为造口术后可能发生脱水。

（3）存在周围神经病变的癌症生存者：①在参加运动前，应评估身体稳定性、平衡和步态；进行平衡训练。②如果神经病变影响稳定性，应考虑其他的有氧运动（固定式自行车、水中有氧运动），而不是步行。③抗阻力训练建议：进行手持重量的锻炼时，监测手部的不适状况；考虑使用有软物衬垫/涂胶的哑铃和/或戴衬垫手套（如自行车手套）；考虑使用抗阻力训练机。

（4）有骨质丢失或骨转移的癌症生存者：①避免对脆弱的骨骼部位施加高负荷的运动。②将跌倒风险降至最低。③如果出现骨痛，进行医学评估。

（5）老年人：①评估基线健康和功能状态。②建议进行核心锻炼和平衡训练。③参见《NCCN老年人肿瘤学指南》。

（二）营养与体重管理

1.营养的一般原则

（1）评估每日饮食中摄入的水果、蔬菜、全谷物，以及摄入的红肉和加工肉、酒精、添加脂肪和/或糖的加工食品或饮料。

（2）评估用餐时间和吃点心的习惯，包括进食的分量、外出吃饭的频率，或饮料中添加脂肪和/或糖的习惯。

（3）应鼓励所有癌症生存者做到以下事项：①明智

地选择食物，确保种类多样化和摄入足够的营养。②限制红肉摄入量至<18盎司/周，避免进食加工肉类。③限制其他深加工食品。④对于每日2000卡路里的饮食，精糖限制<25克；对于每日3000卡路里的饮食，精糖限制<38克。⑤饮食以植物性基础为主，其中大部分食物是蔬菜、水果、全谷物。⑥监测卡路里摄入量。⑦如果饮酒，尽量少喝。低水平的饮酒量与较低的癌症风险相关。⑧推荐的膳食组分来源。a.脂肪：植物来源，如橄榄油或菜籽油、牛油果、种子和坚果、富含脂肪的鱼。b.碳水化合物：水果、蔬菜、全谷物和豆类。c.蛋白质：家禽、鱼、豆类、低脂乳制品和坚果。⑨虽然大豆食品在癌症生存者中的风险和获益已经争论了多年，但迄今为止的大多数研究表明，大豆食品有益于促进整体健康和生存，现有最强有力的证据支持用于肺癌的预防和超过12个月的乳腺癌生存者。

2.体重管理的一般原则

（1）应鼓励所有生存者达到并维持正常的BMI并努力维持代谢健康。增加体重是体重不足的癌症生存者应优先考虑的一个问题。减轻体重是超重/肥胖的癌症生存者应优先考虑的一个问题。

（2）对于体重正常的癌症生存者，重点的是要维持体重。

（3）评估癌症生存者的代谢健康和与BMI无关的身体组成。

（4）体重管理包括三管齐下的方法：热量管理、体力活动和行为调整。

（5）医务人员应讨论体重管理和最佳代谢健康的策略，包括如何实现低全身脂肪和高肌肉质量。

（6）控制饮食分量。

（7）通过常规评估食品商标来明智地选择食物。

（8）将体力活动包含在内，特别是力量训练，以确保达到最佳瘦体重。

（9）常规追踪体重、饮食、卡路里和体力活动。（如，日记、移动电话APP）。

（10）应考虑转诊给注册营养师，特别是那些获得认证的肿瘤学营养专家（CSO）和膳食与营养学院的肿瘤学营养饮食实践小组成员。

（11）目前没有证据支持在癌症幸存者中使用减肥补充剂。

3. 营养和体重管理评估

（1）基于BMI标准评估体重状态，评估非自愿体重的变化。首先是临床评估，评估当前的饮食习惯和体力活动习惯，并询问：日常摄入的食物和进食习惯，体力活动习惯，处理体重问题的意愿和既往用于改变的策略，营养和体重管理的不利因素（如获取健康、营养食物的条件、经济问题、有充足的时间），食欲和饮食方式的变化。

（2）其次，需评估疾病治疗带来的影响和基础疾病。①治疗的影响：胃肠动力障碍、吞咽困难、味觉障碍、口咽部解剖变化、肠功能障碍、消化酶功能不足、胃肠道重建。②合并疾病：心血管疾病、糖尿病、肾脏疾病、肝脏疾病、情绪障碍（如焦虑和抑郁）、甲状腺功能障碍、胃肠道疾病。③用药情况。④牙齿健康情况。⑤营养补充剂的使用情况。⑥心理上的痛苦和对复发的恐惧。

4.营养和体重管理干预

（1）增加体重：①增加进食频率。②避免进食时喝水太多或喝过多汤类等流质。③鼓励吃高热量和高密度营养的食物。④根据临床需要干预引起体重不足的风险因素，如牙齿健康和导致经口进食不足的风险因素、吞咽及味觉障碍、酌情使用胃肠动力药、酌情提供戒烟的帮助、引发体重不足的心理社会因素、获取健康食品的限制（如交通不便、经济因素等）。⑤必要时可考虑营养师干预以进行个体化辅导。

（2）维持体重：①强化患者终生维持正常体重的意识。②定期监测体重。③限制高热量食物的摄取。④可通过使用体积较小的餐盘控制进食数量。

（3）减轻体重：①根据临床需要干预引起超重的风险因素，如抑郁症等心理社会因素、获取健康食品的限制（如交通不便、经济因素等）。②定期监测体重。③建议体重下降的速度每周不超过0.9kg，年龄超过64岁的癌症生存者，每周体重下降的速度不超过0.45kg。④限制高热量食物的摄取，特别是营养含量相对低的食品，如加糖饮料和含大量脂肪和糖的食品。⑤用低热量、营养丰富的食物取代高热量的食物。⑥通过使用体积较小的餐盘控制进食数量。⑦可考虑营养师干预以获得个性化帮助。⑧如是病态肥胖，可酌情考虑评估减肥手术或药物减肥。

五、肿瘤生存者长期身心照护

（一）淋巴水肿

淋巴水肿是一种局限性组织肿胀，由淋巴回流障碍导致过量淋巴液在外周组织间隙积聚而形成，分为原发性和继发性淋巴水肿。其中，继发性淋巴水肿最常见原因是肿瘤及其治疗。上肢淋巴水肿多继发于乳腺癌术后（13.5%~41.1%），下肢淋巴水肿多继发于妇科肿瘤术后。淋巴水肿具慢性、进行性、终身治疗等特点，一旦临床表现明显，治疗预后较差，并有逐渐恶化趋势，导致组织不可逆纤维化改变。尽早识别淋巴水肿高危因素，采取有效管理措施，是减少肿瘤生存者术后淋巴水肿发生的重要措施。

有关淋巴水肿的表现分级、分期及其处理详见本指南相关分册和章节。

有淋巴水肿或有淋巴水肿风险患者的体力活动原则如下。

（1）淋巴水肿不是体力活动的禁忌证，如果参加有氧运动或进行未受累肢体的力量训练，则无需采取特殊预防措施。

（2）即使存在淋巴水肿，仍鼓励患者继续进行充分利用肢体和关节活动范围的锻炼，以保持力量和活动的范围。

（3）渐进式力量训练需要注意：①在监测下以最小

增量逐渐增加阻力。②有淋巴水肿或有淋巴水肿风险的肢体在开始体力活动项目之前，应考虑转介给淋巴水肿专家进行评估。③进行锻炼课程期间，可能需要穿压缩服。④如果可能，肿瘤生存者应该与受过训练的运动专业人士一起锻炼，并且只有在淋巴水肿专家或其他适合的医疗服务提供者评估确定淋巴水肿稳定时才可开始涉及受累身体部位的锻炼，如：在过去的3个月内，不需要接受关于淋巴水肿的治疗；最近没有发生需要使用抗生素的肢体感染；肢体周长变化不超过10%；日常生活活动的能力没有发生变化等。

（4）肿瘤生存者应接受淋巴水肿发生和恶化的基线和定期评估。

（5）如果淋巴水肿加重，肿瘤生存者应停止锻炼并找淋巴水肿专科医生问诊。

（二）激素相关症状

女性和男性都可能出现激素症状，这些症状可能包括热潮红/盗汗、阴道干燥、泌尿系统疾病、性功能障碍、睡眠障碍、情绪障碍、抑郁、认知功能障碍、关节痛/肌痛和疲劳等。男性还可能出现男性乳房发育症、睾丸尺寸减小和体毛稀疏。激素相关症状会对生活质量产生深远的影响。有关诊断、治疗及预防详见本指南《内分泌保护》《生育保护》分册相关章节。

(三)性功能障碍

性健康是每个个体整体生理和情绪健康的一个重要组成部分。肿瘤治疗,尤其是激素治疗和针对骨盆的手术和/或放疗,通常会损害性功能。此外,生存者中常见抑郁和焦虑会导致性问题。因此,性功能障碍在生存者中很常见,可能会增加痛苦,并对生活质量产生显著负面影响。尽管如此,临床肿瘤学家常常不会与生存者讨论性功能,其原因包括缺乏相关专业的培训、提供者和/或生存者对该主题的避讳、生存者对提供者不适观点以及访问期间讨论时间不足。然而,如何有效应对女性和男性性功能障碍这些讨论必将成为生存者疗护的重要部分。有关性功能障碍的表现、诊断、治疗和预防详见本指南《生育保护》《内分泌保护》分册相关章节。

(四)睡眠障碍

睡眠障碍包括失眠、过度嗜睡及与睡眠相关的运动或呼吸障碍。30%~50%的肿瘤生存者存在睡眠障碍,且伴疼痛、疲劳、焦虑和/或抑郁,可能与睡眠和觉醒调节中疾病或治疗相关的生物学变化、诊断和治疗的压力以及治疗的副作用有关。睡眠改善可改善疲劳、情绪和整体质量。有关睡眠障碍的病因、诊断、治疗及预防详见本分册《控症治疗》章节。

（五）认知障碍

认知障碍是肿瘤生存者常见疾病，可能是肿瘤本身的后果或肿瘤相关治疗（如化疗、放疗）的直接影响。这种症状在中枢神经系统肿瘤或脑转移患者中尤为突出，但未涉及大脑的生存者也可能报告认知障碍，认知功能障碍会影响生活质量和功能。认知功能障碍通常与化疗（有时被称为“化学脑”）有关，其他治疗（如内分泌治疗、放射治疗和手术）也可能与认知障碍有关。有关认知障碍的病因、评估、诊断、治疗及预防详见本分册《控症治疗》章节。

参考文献

1. 樊代明. 中国肿瘤整合诊治指南（CACA）. 天津：天津科学技术出版社，2022.

2 . 樊代明 . 整合肿瘤学 . 临床卷 . 北京：科学出版社，2021.

3 . 于恺英，于世英，巴一，等. 中国肿瘤支持治疗关键临床技术的发展与进步. 中国肿瘤临床，2020，47（5）：222-226.

4. Jordan K，Aapro M，Kaasa S，et al. European society for medical oncology （ESMO） position paper on supportive and palliative care. Ann Oncol，2018，29（1）：36-43.

5. Rapoport B L，Cooksley T，Johnson D B，et al. Supportive care for new cancer therapies. Curr Opin Oncol. 2021，33（4）：287-294.

6. Schmidt M E，Goldschmidt S，Hermann S，et al. Long-term problems and unmet needs of cancer survivors. Int J Cancer. 2022；151（8）：1280-1290.

7. Jordan K，Aapro M，Kaasa S，et al. European Society for Medical Oncology（ESMO）position paper on supportive and palliative care. Ann Oncol，2018，29（1）：36-

43.

8.Lu Z, Fang Y, Liu C, et al. Early Interdisciplinary Supportive Care in Patients With Previously Untreated Metastatic Esophagogastric Cancer: A Phase III Randomized Controlled Trial. J Clin Oncol, 2021, 39 (7): 748-756.

9.Davis L E, Bubis L D, Mahar A L, et al. Patient-reported symptoms after breast cancer diagnosis and treatment: A retrospective cohort study. Eur J Cancer, 2018, 101: 1-11.

10.Zhang L, Zhang X, Shen L, et al. Efficiency of Electronic Health Record Assessment of Patient-Reported Outcomes After Cancer Immunotherapy: A Randomized Clinical Trial. JAMA Netw Open. 2022; 5 (3): e224427.

11.Curry J, Patterson M, Greenley S, et al. Feasibility, acceptability, and efficacy of online supportive care for individuals living with and beyond lung cancer: a systematic review. Support Care Cancer, 2021, 29 (11): 6995-7011.

12.Greer J A, Jacobs J, Pensak N, et al. Randomized Trial of a Tailored Cognitive-Behavioral Therapy Mobile Application for Anxiety in Patients with Incurable Cancer.Oncologist, 2019, 24 (8): 1111-1120.

13. Willems R A, Bolman C A, Mesters I, et al. Short-term effectiveness of a web-based tailored intervention for cancer survivors on quality of life, anxiety, depression, and fatigue: randomized controlled trial. Psychooncology, 2017, 26 (2): 222-230.

14.Penedo F J, Oswald L B, Kronenfeld J P, et al. The increasing value of eHealth in the delivery of patient-centred cancer care. Lancet Oncol, 2020, 21 (5): e240-e251.

15.Basch E, et al. Overall Survival Results of a Trial Assessing Patient-Reported Outcomes for Symptom Monitoring During Routine Cancer Treatment. Jama, 2017. 318 (2): 197-198.

16.Jordan K, et al. European Society for Medical Oncology (ESMO) position paper on supportive and palliative care. Ann Oncol, 2018. 29 (1): 36-43.

17. Oliveri S，et al. A Systematic Review of the Psychological Implications of Genetic Testing：A Comparative Analysis Among Cardiovascular，Neurodegenerative and Cancer Diseases. Front Genet，2018. 9：624.

18. Mathioudakis A G，et al. Systematic review on women's values and preferences concerning breast cancer screening and diagnostic services. Psychooncology，2019. 28（5）：939–947.

19. Driessen E J，et al. Effects of prehabilitation and rehabilitation including a home–based component on physical fitness，adherence，treatment tolerance，and recovery in patients with non–small cell lung cancer：A systematic review. Crit Rev Oncol Hematol，2017. 114：p. 63–76.

20. Leensen M C J，et al. Return to work of cancer patients after a multidisciplinary intervention including occupational counselling and physical exercise in cancer patients：a prospective study in the Netherlands. BMJ Open，2017. 7（6）：e014746.

21. 中国性学会结直肠肛门功能外科分会，中国医师协会结直肠肿瘤专业委员会器官功能保护学组，和中国医师协会外科医师分会结直肠外科医师委员会.直肠癌手术盆腔器官功能保护中国专家共识.中华胃肠外科杂志，2021.24（4）：283-290.

22. Wang L， et al. Intentional Watch & Wait or Organ Preservation Surgery Following Neoadjuvant Chemoradiotherapy Plus Consolidation CAPEOX for MRI-defined Low-risk Rectal Cancer：Findings from a Prospective Phase 2 Trial （PKUCH-R01 Trial， NCT02860234）. Ann Surg，2022.

23. Garcia-Aguilar J， et al. Organ Preservation in Patients with Rectal Adenocarcinoma Treated with Total Neoadjuvant Therapy. J Clin Oncol， 2022. 40 （23）： 2546-2556.

24. 中国抗癌协会肿瘤支持治疗专业委员会.中国肿瘤药物治疗相关恶心呕吐防治专家共识（2022年版）.中华医学杂志，2022（39）：3080-3094.

25. 中国抗癌协会肿瘤营养专业委员会，国家市场监管重点实验室，北京肿瘤学会肿瘤缓和医疗专业委员会.中国恶性肿瘤患者运动治疗专家共识.肿瘤代谢与营养电子杂志，2022.9（3）：298-311.

26. Muscaritoli M，et al. ESPEN practical guideline：Clinical Nutrition in cancer. Clin Nutr，2021. 40（5）：2898-2913.

27. Sung H，Ferlay J，Siegel RL，et al. Global Cancer Statistics 2020：GLOBOCAN Estimates of Incidence and Mortality Worldwide for 36 Cancers in 185 Countries. CA Cancer J Clin. 2021；71（3）：209-249.

28. 骆佳莉，王彧.浅析中国“医患共同决策”的理论研究——基于CNKI的文献分析，中国医学伦理学，2020，33（2）：192-197.

29. Bomhof-Roordink H，Fischer M J，van Duijn-Bakker N，et al. Shared decision making in oncology：A model based on patients'，health care professionals'，and researchers' views. Psychooncology，2019；28（1）：139-146.

30. Colley A，Halpern J，Paul S，et al. Factors associated with oncology patients' involvement in shared decision making during chemotherapy. Psychooncology. 2017；26（11）：1972-1979.

31.Elwyn G. Shared decision making: What is the work? Patient Educ Couns. 2021; 104 (7): 1591–1595.

32.Tranvåg E J, Norheim O F, Ottersen T. Clinical decision making in cancer care: a review of current and future roles of patient age.BMC Cancer, 2018; 18 (1): 546.

33.Pyke–Grimm K A, Franck L S, Patterson Kelly K, et al. Treatment decision making involvement in adolescents and young adults with cancer. Oncol Nurs Forum, 2019,; 46 (1): E22–E37.

34.Kao C Y, Aranda S, Krishnasamy M, et al. Development and testing of a guideline document to provide essential information for patient decision making regarding cancer clinical trials. Eur J Cancer Care (Engl) . 2020; 29 (5): e13236.

35.Tong G, Geng Q, Wang D, et al. Web–based decision aids for cancer clinical decisions: a systematic review and meta – analysis. Support Care Cancer, 2021; 29 (11): 6929–6941.

36.樊代明.整合医学——从医学知识到医学知识论.医

学争鸣，2021，11（1-11）.

37. 顾芳慧，仲西瑶，孙光宇，等.整合医学模式在肿瘤专科医院管理中的应用实践.中国医院管理，2021，3（91-93）.

38. Timothy Gilligan，Liz Salmi，Andrea Enzinger. Patient-Clinician Communication Is a Joint Creation：Working Together Toward Well-Being. Am Soc Clin Oncol Educ Book，2018；38：532-539.

39. Paulina Zielińska，Magdalena Jarosz，Agnieszka Kwiecińska，et al. Main communication barriers in the process of delivering bad news to oncological patients - medical perspective. Folia Med Cracov，2017；57（3）：101-112.

40. 田野，王绿化.放射治疗中正常组织损伤与防护.北京：人民卫生出版社，2019.

41. 张慧，章真.放射性肠损伤的支持治疗进展.中国肿瘤临床，2022，49（09）：438-442.

42. Wang K，Tepper J E. Radiation therapy-associated toxicity：Etiology，management，and prevention. CA Cancer J Clin，2021，71（5）：437-454.

43. Herrmann J. Adverse cardiac effects of cancer therapies: cardiotoxicity and arrhythmia. Nat Rev Cardiol, 2020, 17 (8): 474-502.

44. Banfill K, Giuliani M, Aznar M, et al. Cardiac Toxicity of Thoracic Radiotherapy: Existing Evidence and Future Directions. J Thorac Oncol, 2021, 16 (2): 216-227.

45. McBride W H, Schaue D. Radiation-induced tissue damage and response. J Pathol, 2020, 250 (5): 647-655.

46. Zhang D, Zhong D, Ouyang J, et al. Microalgae-based oral microcarriers for gut microbiota homeostasis and intestinal protection in cancer radiotherapy. Nat Commun, 2022, 13 (1): 1413.

47. Caroline S. Zeind, Michael G. Carvalho. Applied Therapeutics, 11th Edition. Wolters Kluwer, 2018.

48. 石远凯，孙燕. 临床肿瘤内科手册. 6版. 北京：人民卫生出版社，2020.

49. Basak D, Arrighi S, Darwiche Y, et al. Comparison of Anticancer Drug Toxicities: Paradigm Shift in Adverse

Effect Profile. Life（Basel）. 2021.12（1）: 48.

50.WHO Guidelines for the Pharmacological and Radiotherapeutic Management of Cancer Pain in Adults and Adolescents, Geneva, 2018.

51.Swarm R A, Paice J A, Anghelescu D L, et al. Adult Cancer Pain, Version 3.2019, NCCN Clinical Practice Guidelines in Oncology. J Natl Compr Canc Netw, 2019, 17（8）: 977-1007.

52.Dworkin R H, Turk D C, Revicki D A, et al. Development and initial validation of an expanded and revised version of the Short-form McGill Pain Questionnaire（SF-MPQ-2）. Pain, 2009, 144（1-2）: 35-42.

53.国家卫生健康委员会合理用药专家委员会.癌痛合理用药指南.北京：人民卫生出版社，2021.

54.崔月倩，孙腾宇，侯军君，等.癌痛治疗中阿片类药物的滴定方法及个体化应用.肿瘤研究与临床，2021，33（10）：785-788.

55.沈波，杨扬，申文，等.江苏省成人癌症疼痛诊疗规范（2020年版）.中国医学前沿杂志（电子版），2020，12（06）：28-47.

56. 王昆.癌性爆发痛专家共识（2019年版）.中国肿瘤临床，2019，46（06）：267-271.

57. Xia Z. Cancer pain management in China：current status and practice implications based on the ACHEON survey. J Pain Res，2017，10：1943-1952.

58. Van Den Beuken-Van Everdingen M H，Hochstenbach L M，Joosten E A，et al. Update on Prevalence of Pain in Patients With Cancer：Systematic Review and Meta-Analysis. J Pain Symptom Manage，2016，51（6）：1070-1090 e9.

59. 白杰，郑琪，张彦兵，等.腹腔药物灌注治疗恶性腹水研究进展.医学综述，2021，27（09）：1740-1746.

60. 陈永兵，于恺英，饶本强，等.癌性肠梗阻内科治疗的“6字方针”.肿瘤代谢与营养电子杂志，2020，7（02）：141-144.

61. Larkin P J，Cherny N I，La Carpia D，et al. ESMO Guidelines Committee. Electronic address：clinical-guidelines@esmo.org. Diagnosis，assessment and management of constipation in advanced cancer：ESMO

Clinical Practice Guidelines. Ann Oncol. 2018 Oct; 29 Suppl 4: iv111–iv125.

62. Hui D, Bohlke K, Bao T, et al. Management of Dyspnea in Advanced Cancer: ASCO Guideline. J Clin Oncol. 2021 Apr 20; 39 (12): 1389–1411.

63. Tinti S, Parati M, De Maria B, et al. Multi–Dimensional Dyspnea –Related Scales Validated in Individuals With Cardio–Respiratory and Cancer Diseases. A Systematic Review of Psychometric Properties. J Pain Symptom Manage. 2022 Jan; 63 (1): e46–e58.

64. 咯血诊治专家共识.中国呼吸与危重监护杂志.2020; 1–11.

65. Davidson K, Shojaee S. Managing Massive Hemoptysis. Chest. 2020; 157: 77 – 88.

66. 曾佳佳，杨润祥.肿瘤患者恶性胸腔积液的处理.中国临床医生杂志.2022; 3–5.

67. Gayen S. Malignant Pleural Effusion: Presentation, Diagnosis, and Management. Am J Med. 2022 Oct; 135 (10): 1188–1192.

68. 赵龙，张玲玲，谢红英，等.晚期肺癌伴恶性胸腔积液的临床特征及危险因素分析.中国临床医生杂志，2021，49（3）：279-281.

69. Watt C L，Momoli F，Ansari M T，et al. The incidence and prevalence of delirium across palliative care settings: A systematic review，Palliat Med，33（2019）865-877.

70. Bush S H，Lawlor P G，Ryan K，et al. Delirium in adult cancer patients: ESMO Clinical Practice Guidelines，Ann Oncol，29 Suppl 4（2018）iv143-iv165.

71. Bush S H，Tierney S，Lawlor P G，Clinical Assessment and Management of Delirium in the Palliative Care Setting，Drugs，77（2017）1623-1643.

72. Featherstone I，Sheldon T，Johnson M，et al. Risk factors for delirium in adult patients receiving specialist palliative care: A systematic review and meta-analysis，Palliat Med，36（2022）254-267.

73. Finucane A M，Jones L，Leurent B，et al. Drug therapy for delirium in terminally ill adults，Cochrane Database Syst Rev，1（2020）CD004770.

74. Agar M R，Lawlor P G，Quinn S，et al. Efficacy of Oral

Risperidone, Haloperidol, or Placebo for Symptoms of Delirium Among Patients in Palliative Care: A Randomized Clinical Trial, JAMA Intern Med, 177 (2017) 34–42.

75.M. van der Vorst, E.C.W. Neefjes, M.S.A. Boddaert, et al.Olanzapine Versus Haloperidol for Treatment of Delirium in Patients with Advanced Cancer: A Phase III Randomized Clinical Trial, Oncologist, 25 (2020) e570–e577.

76. Okuyama T, Yoshiuchi K, Ogawa A, et al. Current Pharmacotherapy Does Not Improve Severity of Hypoactive Delirium in Patients with Advanced Cancer: Pharmacological Audit Study of Safety and Efficacy in Real World (Phase－R), Oncologist, 24 (2019) e574–e582.

77.Goldstein E D, Feyissa A M, Brain tumor related–epilepsy, Neurol Neurochir Pol, 52 (2018) 436–447.

78.Asano K, Hasegawa S, Matsuzaka M, et al. Brain tumor–related epilepsy and risk factors for metastatic brain tumors: analysis of 601 consecutive cases providing real-world data，J Neurosurg，136（2022）76-87.

79.P.B. van der Meer，M.J.B. Taphoorn，J.A.F. Koekkoek，Management of epilepsy in brain tumor patients，Curr Opin Oncol，34（2022）685-690.

80.Sanchez-Villalobos J M，Aledo-Serrano A，Serna-Berna A，et al.Antiseizure medication for brain metastasis-related epilepsy：Findings of optimal choice from a retrospective cohort，Epilepsy Res，178（2021）106812.

81.Ruda R，Houillier C，Maschio M，et al. Effectiveness and tolerability of lacosamide as add-on therapy in patients with brain tumor-related epilepsy：Results from a prospective，noninterventional study in European clinical practice（VIBES），Epilepsia，61（2020）647-656.

82.Chen D Y，Chen C C，Crawford J R，et al.Tumor-related epilepsy：epidemiology，pathogenesis and management，J Neurooncol，139（2018）13-21.

83.Kwak A，Jacobs J，Haggett D，et al.Peppercorn，Evaluation and management of insomnia in women with breast cancer，Breast Cancer Res Treat，181（2020）

269–277.

84. Blumenstein K G, Brose A, Kemp C, et al. Effectiveness of cognitive behavioral therapy in improving functional health in cancer survivors: A systematic review and meta–analysis, Crit Rev Oncol Hematol, 175 (2022) 103709.

85. Zhang J, Zhang Z, Huang S, et al. Acupuncture for cancer–related insomnia: A systematic review and meta–analysis, Phytomedicine, 102 (2022) 154160.

86. Wang C C, Han E Y, Jenkins M, et al. The safety and efficacy of using moxibustion and or acupuncture for cancer–related insomnia: a systematic review and meta–analysis of randomised controlled trials, Palliat Care Soc Pract, 16 (2022) 26323524211070569.

87. Neubauer D N, The evolution and development of insomnia pharmacotherapies, J Clin Sleep Med, 3 (2007) S11–15.

88. Wang S, Feng Y, Chen L, et al. Towards updated understanding of brain metastasis, Am J Cancer Res, 12 (2022) 4290–4311.

89.Valiente M, Ahluwalia M S, Boire A, et al.The Evolving Landscape of Brain Metastasis, Trends Cancer, 4 (2018) 176-196.

90.Wang N, Bertalan M S, Brastianos P K, Leptomeningeal metastasis from systemic cancer: Review and update on management, Cancer, 124 (2018) 21-35.

91.Le Rhun E, Guckenberger M, Smits M, et al. EANO-ESMO Clinical Practice Guidelines for diagnosis, treatment and follow-up of patients with brain metastasis from solid tumours, Ann Oncol, 32 (2021) 1332-1347.

92.Aizer A A, Lamba N, Ahluwalia M S, et al.Brain metastases: A Society for Neuro-Oncology (SNO) consensus review on current management and future directions, Neuro Oncol, 24 (2022) 1613-1646.

93.Lawton A J, Lee K A, Cheville A L, et al.Assessment and Management of Patients with Metastatic Spinal Cord Compression: A Multidisciplinary Review, J Clin Oncol, 37 (2019) 61-71.

94.Donovan E K, Sienna J, Mitera G, et al.Single versus

multifraction radiotherapy for spinal cord compression: A systematic review and meta-analysis, Radiother Oncol, 134（2019）55-66.

95.Gutt R, Malhotra S, Jolly S, et al.Veterans Health Administration Palliative Radiotherapy Task, Management of metastatic spinal cord compression among Veterans Health Administration radiation oncologists, Ann Palliat Med, 7（2018）234-241.

96.Shah S, Kutka M, Lees K, et al. Management of Metastatic Spinal Cord Compression in Secondary Care: A Practice Reflection from Medway Maritime Hospital, Kent, UK, J Pers Med, 11（2021）.

97.Emery J, Butow P, Lai-Kwon J, et al. Management of common clinical problems experienced by survivors of cancer, Lancet, 399（2022）1537-1550.

98.Jordan B, Margulies A, Cardoso F, et al.Systemic anticancer therapy-induced peripheral and central neurotoxicity: ESMO - EONS-EANO Clinical Practice Guidelines for diagnosis, prevention, treatment and follow-up, Ann Oncol, 31（2020）1306-1319.

99. 中国抗癌协会肿瘤支持治疗专业委员会，中国抗癌协会肿瘤临床化疗专业委员会.化疗诱导的周围神经病变诊治中国专家共识（2022版）.中华肿瘤杂志，44（2022）928-934.

100. Al Maqbali M，Al Sinani M，Al Naamani Z，et al. Prevalence of Fatigue in Patients With Cancer：A Systematic Review and Meta-Analysis，J Pain Symptom Manage，61（2021）167-189 e114.

101. NCCN. NCCN clinical practice guidelines in oncology：cancer related fatigue （2020）. Version 2. USA：NCCN，2020：15.

102. ROILA F，FUMI G，RUGGERI B，et al. Prevalence，characteristics，and treatment of fatigue in oncological cancer patients in Italy：a cross-sectional study of the Italian Network for Supportive Care in Cancer （NICSO）. Support Care Cancer，2019，27（3）：1041-1047.

103. DAVIS M P，WALSH D. Mechanisms of fatigue. J Support Oncol，2010，8（4）：164-174.

104. FABI A，BHARGAVA R，FATIGONI S，et al. Can-

cer-related fatigue：ESMO clinical practice guidelines for diagnosis and treatment. Ann Oncol，2020，31（6）：713-723.

105. 唐丽丽.中国肿瘤心理临床实践指南2020.北京：人民卫生出版社，2020：184-190.

106. 中国抗癌协会肿瘤营养专业委员会，中华医学会肠外肠内营养学分会.中国肿瘤营养治疗指南2020.北京：人民卫生出版社，2020：36-49，264-273.

107. 医学会肿瘤分会癌症支持康复治疗组.中国癌症相关疲劳临床实践诊疗指南（2021年版）.中国肿瘤学，2021，31（9）：852-872.

108. 卞艺颖，沈靖南.骨转移癌多学科治疗的优势.中华转移性肿瘤杂志，2021.04（02）：157-162.

109. Ko H Y. Deep Vein Thrombosis and Pulmonary Embolism in Spinal Cord Injuries. Management and Rehabilitation of Spinal Cord Injuries. Springer，Singapore，2022：513-526.

110. De Gregorio M A，Guirola J A，Sierre S，et al. Ibero-American Society of Interventionism（SIDI）and the Spanish Society of Vascular and Interventional Radiolo-

gy （SERVEI） Standard of Practice （SOP） for the Management of Inferior Vena Cava Filters in the Treatment of Acute Venous Thromboembolism. Journal of Clinical Medicine，2021，11（1）：77.

111. Jamil A，Johnston-Cox H，Pugliese S，et al. Current interventional therapies in acute pulmonary embolism. Progress in Cardiovascular Diseases，2021，69：54-61.

112. Spinelli B A. Head and Neck Lymphedema Assessment Methods. Rehabilitation Oncology，2021，39（4）：E122-E124.

113. Ali J S，Gamal L M，El-Saidy T M. Effect of prophylactic physical activities on reducing lymphedema among women post mastectomy. J Health Med Nurs，2019，61：95-113.

114. Ward L C，Koelmeyer L A，Moloney E. Staging breast cancer-related lymphedema with bioimpedance spectroscopy. Lymphatic Research and Biology，2022，20（4）：398-408.

115. Teresa S. Lee，Carol M. Morris，Sharon A. Czerniec，

et al. Does lymphedema severity affect quality of life? Simple question. Challenging answers. Lymphatic Research and Biology. Feb 2018.85–91.

116.Herbst K L，Kahn L A，Iker E，et al. Standard of care for lipedema in the United States. Phlebology，2021，36（10）：779–796.

117. Network NCC. NCCN Clinical Practice Guidelines in Oncology：Survivorship. Version 1，2022. Available at NCCN.org. Accessed March 30，2022.

118. Sanft T，Day A，Peterson L，et al. NCCN Guidelines® Insights：Survivorship，Version 1.2022. J Natl Compr Canc Netw. 2022；20（10）：1080–1090.

119.McNeely M L，Harris S R，Dolgoy N D，et al. Update to the Canadian clinical practice guideline for best–practice management of breast cancer – related lymphedema：study protocol. Canadian Medical Association Open Access Journal，2022，10（2）：E338–E347.

120. Peng Y，Zhang K，Wang L，et al. Effect of a telehealth–based exercise intervention on the physical activity of patients with breast cancer：A systematic re-

view and meta-analysis. Asia Pac J Oncol Nurs. 2022; 9 (12): 100117. Published 2022 Jul 22.

121.Reger M, Kutschan S, Freuding M, et al.Water therapies (hydrotherapy, balneotherapy or aqua therapy) for patients with cancer: a systematic review. J Cancer Res Clin Oncol. 2022; 148 (6): 1277-1297.

122.Kang D W, Fairey A S, Boulé N G, et al. A randomized trial of the effects of exercise on anxiety, fear of cancer progression and quality of life in prostate cancer patients on active surveillance. The Journal of Urology, 2022, 207 (4): 814-822.

123.López D M L. Management of genitourinary syndrome of menopause in breast cancer survivors: An update. World Journal of Clinical Oncology, 2022, 13 (2): 71.

124.Velure G K, Müller B, Hauken M A. Symptom burden, psychological distress, and health-related quality of life in cancer survivors with pelvic late radiation tissue injuries. Supportive Care in Cancer, 2022, 30 (3): 2477-2486.

125.Zhao C, Grubbs A, Barber E L. Sleep and gynecological cancer outcomes: opportunities to improve quality of life and survival. International Journal of Gynecologic Cancer, 2022, 32 (5) .

126. Montoya D A, Yennurajalingam S. Sleep Disturbances in Advanced Cancer Patients//Textbook of Palliative Medicine and Supportive Care. CRC Press, 2021: 467–476.

127. Magnuson A, Ahles T, Chen B T, et al. Cognitive function in older adults with cancer: Assessment, management, and research opportunities. Journal of Clinical Oncology, 2021, 39 (19): 2138.

128.Tevaarwerk A, Denlinger CS, Sanft T, et al. Survivorship, Version 1.2021. J Natl Compr Canc Netw. 2021; 19 (6): 676–685.

129. Urquhart R, Scruton S, Kendell C. Understanding Cancer Survivors' Needs and Experiences Returning to Work Post–Treatment: A Longitudinal Qualitative Study. Current Oncology, 2022, 29 (5): 3013–3025.

130.Guo Y J，Tang J，Li J M，et al.Exploration of interventions to enhance return–to–work for cancer patients：A scoping review. Clin Rehabil. 2021；35（12）：1674–1693.